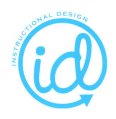

看護にいかす
インストラクショナルデザイン

効果的・効率的・魅力的な研修企画を目指して

浅香えみ子
獨協医科大学越谷病院看護副部長

医学書院

看護にいかす インストラクショナルデザイン
―効果的・効率的・魅力的な研修企画を目指して

発　行　2016年12月1日　第1版第1刷Ⓒ
　　　　2020年 2月1日　第1版第2刷

著　者　浅香えみ子

発行者　株式会社　医学書院
　　　　代表取締役　金原　俊
　　　　〒113-8719　東京都文京区本郷 1-28-23
　　　　電話　03-3817-5600（社内案内）

印刷・製本　アイワード

本書の複製権・翻訳権・上映権・譲渡権・貸与権・公衆送信権（送信可能化権を含む）は株式会社医学書院が保有します．

ISBN978-4-260-02853-0

本書を無断で複製する行為（複写，スキャン，デジタルデータ化など）は，「私的使用のための複製」など著作権法上の限られた例外を除き禁じられています．大学，病院，診療所，企業などにおいて，業務上使用する目的（診療，研究活動を含む）で上記の行為を行うことは，その使用範囲が内部的であっても，私的使用には該当せず，違法です．また私的使用に該当する場合であっても，代行業者等の第三者に依頼して上記の行為を行うことは違法となります．

JCOPY 〈出版者著作権管理機構　委託出版物〉
本書の無断複製は著作権法上での例外を除き禁じられています．複製される場合は，そのつど事前に，出版者著作権管理機構（電話 03-5244-5088，FAX 03-5244-5089，info@jcopy.or.jp）の許諾を得てください．

はじめに

　「保健師助産師看護師法（保助看法）」「看護師等の人材確保の促進に関する法律（人確法）」の改正により，2010年4月から新人看護職員の卒後臨床研修が努力義務化となるなど，看護師の卒後教育における研修の重要性はますます高まっています。2016年5月には日本看護協会より看護師のクリニカルラダーが公表され，看護師が能力段階に応じて実践力を高めること，実践ベースで人材育成をすることが期待されています。いずれも，看護師が実践力を身につけるための学びが期待されているといえるでしょう。臨床場面では，看護業務は複雑化し，期待される看護は個別の状況への対応といった応用力が多分に求められるものになっています。このようななかで，看護師は学びを通してその実践力を高めることが求められるため，短時間で確実に実践力を習得することが必要です。

　教育の効果は長い目で見ていく必要があると考えていた時代は過ぎました。学びの成果は即実践で活用されていきます。すなわち，成果に直結する，必ず学習目標に到達できる学びが求められているのです。

　看護分野では，他の医療職種の比にならないほどの数の院内研修が企画され，研修への期待度の高さをもの語っています。しかし一方で，その実態は思うほどの成果がみえないという声が多くあります。看護師はとにかく真面目で，与えられた研修を放棄することはほとんどありません。多忙ななか，多くの時間を研修に投入しています。その成果が十分でないとするならば，どれだけの損失になるかは計り知れません。研修成果があがらないことは，組織としての損失であるとともに，看護師個々の学習意欲を削ぎ，研修企画者の疲弊を引き起こし，大切な看護師の存在さえ脅かす要因となります。

　人は新しいことを知る，できることが増えることに大きな喜びを感じます。学ぶことが楽しい，学んでよかった，がんばってよかったという感想が得られる学びをつくっていきたいと思います。わかりたい，できるようになりたいという看護師のニーズにこたえる研修は単に個々の研修成果のみならず，学ぶこと，学び続けるという専門職者の基本姿勢をつくりあげることでしょう。これは研修を提供する者の役割であるとともに責任であり，本当の意味で教育者としての成果を得ることにつながると考えています。

学べない，意欲がない，成果が出ないことは，学習者の問題ではありません。成果がでる，魅力ある研修をつくることで，人は学びに誘導され，他人事ではなく自分事として課題に向かい，必ず実践に活用してくれるものと考えます。研修の学びをいかしたところ，患者さんが喜んでくれた，納得のいく看護研究がまとまった，先輩にほめられたということであれば，学習者はもっともっと知りたい，学びたいと自然に思うものです。

　本書では，インストラクショナルデザインを学びの構造の基盤においています。研修企画の流れをわかりやすくするために，少し遠回りをした手順を示している部分があります。学習者のニーズにこたえ，目標に到達することを外しさえしなければ，省略できるところは省いてもかまいません。例示した手段はあくまでも一手段です。より効果的・効率的・魅力的な改善を目指して工夫していきましょう。

　がむしゃらにたくさんの研修を行ってきましたが，ここで肩の力を抜いてみませんか。学びの構造をロジカルに活用し，効果的・効率的・魅力的な研修をデザインし，受講者と研修企画者がともに有意義な時間を共有できるようになることを願っています。

2016年10月

浅香えみ子

contents

はじめに | iii
イントロダクション | 2

Part 1　インストラクショナルデザインとは

Chapter 1
インストラクショナルデザイン（ID）を看護師の成長にいかす | 10

はじめに | 10
改善……その前にみんなで考えよう | 11
パフォーマンス・コンサルティング | 12
ID：インストラクショナルデザイン（教授設計）とは | 13
IDを看護教育にいかす | 14
IDを活用することで広まる周辺リソース | 17

Chapter 2
インストラクションとは／IDの基盤となる理論 | 20

語意から考える「インストラクション」 | 20
教育工学からの解説 | 21
看護教育とインストラクション | 22
IDの中核を成す2つの理論 | 23
自らの学習経験から振り返るインストラクションの価値 | 24
折衷主義で進めるために知っておくと便利な知識 | 26
IDの示すメッセージをキーワードに研修を見直す | 27

Part 2 分析 | analytics

Chapter 3

ニーズ分析―教育目標を明確にするためのニーズアセスメント | 30

施設状況の把握 | 30
前年度の参加者アンケートから期待度・満足度を探る | 31
ニーズとは | 32
「理想の姿」を期待する立場とは | 32
研究参加者の「理想の姿」とは | 33
研究参加者の「今の姿」とは | 34
学習ニーズの把握 | 35
ニーズのない研修は成果を生まない | 36

- ワークシート1 　研修目標と組織理念とのつながり | 38
- ワークシート2 　パフォーマンスギャップ | 39
- ワークシート3 　ニーズ情報の収集 | 40

Chapter 4

教育のゴール分析 | 41

教育のゴール分析とは | 41
「何ができれば」よいかを行動を表す表現で記述する | 42
学習成果分類を活用し，教育のゴールを記述する | 42
ガニェの「学習成果の5分類」 | 44
何ができれば，説明できるのか | 45

Chapter 5

学習者分析・コンテクスト分析 | 49

学習課題に取り組む学習者の状況 | 49
学習者個々が抱える「状況」とは | 50
学習者分析 | 50
コンテクスト分析 | 51
分析に必要な情報を収集する | 53

- ワークシート4 　学習者・学習コンテクスト・パフォーマンスコンテクストの分析 | 56
- ワークシート5 　情報収集できなかったときのためのニーズ収集手段 | 57

Part 3 設計 | design

Chapter 6

パフォーマンス目標 | 60

教育計画の「設計」とは | 60
「教育ゴール」と「学習・パフォーマンスコンテクスト分析」を統合する | 61
パフォーマンス目標とは | 62
パフォーマンス目標の立案手順 | 62
パフォーマンス目標の立案――看護研究の進め方を事例に | 66
パフォーマンス目標と1つのインストラクション（1つの研修）| 69
パフォーマンスコンテクストによるパフォーマンス目標 | 69
看護技術を用いた看護実践に関する教授設計 | 69

Chapter 7

評価基準の作成 | 73

分析の過程こそが研修計画の根幹を成す | 73
研修（1回のインストラクション）における評価 | 74
実際の研修計画にあてはめて考えてみる | 75
評価の基準を設定する | 76
評価基準の設定による効果 | 78

Part 4 開発 | development

Chapter 8

教授方法の選択と開発 | 82

研修企画を効果的に機能させるために | 82
研修の枠組みの確認 | 83
効果的・効率的に目標達成！ 魅力を感じる方法を！| 84
入口の条件を満たせるようにする計画 | 88

Chapter 9

教材の選択と開発 | 90

効果的・効率的・魅力的な教材とは | 90
教授事象に応じた工夫 | 91
教材の選択と開発 | 92

ワークシート6　研修企画シート | 96

Part 5　実施／評価 | implementation/evaluation

Chapter 10

「実施」と「評価」 | 98

研修の実施 | 98
評価をする | 99
評価とは | 100
形成評価と総括評価 | 101
事例で考える「評価」のプロセス | 102
評価に必要なデータ収集 | 103
「看護研究の進め方」研修の評価 | 104
IDのプロセス全体の振り返り | 105

ワークシート7　期待する行動・パフォーマンス達成の学習課題分析 | 107

Part 6　IDを用いた人材育成

Chapter 11

参加したくなる研修 | 110

研修改善のポイント | 110
参加したくなる研修をつくる | 111
動機づけを行う対象者 | 111
研修のPR方法 | 112
魅力ある研修づくり | 114
研修受講の動機づけとIDの過程 | 115

Chapter 12
専門職者育成の強化と自律した学習者の育成 | 119

"学び方を学ぶ"ことの必要性 | 119
「学習行動」を人材育成につなげる | 119
専門職者として看護師が学ぶべきことと学び方 | 120
人材育成につながる学習デザイン | 120
学習方法 | 121
経験学習をIDにいかす | 123

Chapter 13
院内研修の見直しと現場の学習支援 | 126

よりよい成果をあげるために | 126
IDを使って変わったこと(1):研修で扱う内容が明確に | 127
IDを使って変わったこと(2):明確な評価でモチベーションアップ | 128
IDを使って変わったこと(3):学習者を分析し興味のある教材を用意 | 129
IDを使って変わったこと(4):動機づけで効果アップ | 130
ID導入1年後のリフレクション | 131

ワークシート8 研修の改善ポイント | 134

実践事例

1 がん看護領域のエキスパートナースが熱い思いで企画した「疼痛コントロール」に関する研修 | 138
2 「研修終了時に満足度の高い研修」=「ニーズの高い研修」? | 140
3 看護倫理・看護理論などの「王道の研修」ってアンタッチャブル? | 142
4 いつ活用の機会があるかわからない人工呼吸器の管理の研修,必要なことはわかっていますが,やる気になれないです…… | 144
5 いろいろな研修をやっているけれど,現場の実践が改善された感じがしないのはなぜ? | 148
6 ステップアップを目指した創傷管理の研修のはずが……いつもイチからスタート? | 150

⊙研修がうまくいく!! 20のリフレクション | 153

索引 | 155

ブックデザイン:遠藤陽一(デザインワークショップジン)

Introduction

[イントロダクション]
効果的・効率的・魅力的な研修を行うために

はじめに

●───インストラクショナルデザイン（ID）との出会い

　研修企画で忙しい人には，ゆっくり本を読んで学ぶ時間がありません。そのため，今ひとつ効果がないかなと思う研修でもとりあえず実施しておこう……。昨年のように，これまでやってきたとおりに……。2008年頃にインストラクショナルデザイン（ID）と出会った頃の筆者自身です。

　その頃，たまたま医療者の教授システムを扱う学会の創設にかかわる機会に巡り合い，IDの概要を浅くではありますが，全体像を勉強してみました（理解したとはいえません）。「独学を支援する」というサブテーマの図書を，まさしく独学した経験が筆者のIDとの出会いです。

　教育企画や授業設計の書籍などになんとなく触れてきたそれまでの経験と，全く違う感覚を覚えました。自分自身の教育関連の経験がシンプルに整理されていくのを感じたことを覚えています。

●───よりよい学びを続けるために，学習を支援するために

　高度化・複雑化の一途をたどる医療界では，実務に期待されるものと同等の学習の質を期待されます。今後も私たち医療者は，よい学習を続ける必要があります。

　そこで，間に合わせで走り続ける研修企画や教育システム運用に決着をつけ，「忙しいなかでやるからには意味のある学習を！」という気持ちで，成果のあがる学習支援，研修企画をしていきましょう。

　何かの改善をして，継続していくためのコツは，結果を見えるようにすることです（経験的に実感しています）。「教育の効果がわかるのは，5年先…10年先…」

という先人からの哲学的なフレーズがあり，「教育とはすぐに結果を期待するちっぽけなものではなく，大海を眺めるごとく粛々と繰り返すもの」と本気で思っていました。確かにそういう部分もあるでしょうが，それは，確実な一歩の積み重ねの結果を意味するものでしょう。「医療者は何のために学ぶのか」それは「医療を実践するため」です。「看護を実践するため」，「今よりもっとよい看護をする」ためです。何ができればよい医療・看護を実践できるのかという課題をクリアすることが，学習支援をするための狙いです。

● IDを用いて研修企画・教育システム運用を作成・改善する

看護管理者として，認定看護師として，教育責任者として，学術団体の教育責任者として，現場の実践者として……視点は多様にありますが，よりよい医療・看護実践をするために医療者の学習支援をする思考はまったく同じです。

IDの理論を理解することは，私たち医療者にとって一番の目的ではありません。IDの構造をもつ手段により，研修企画・教育システム運用を作成・改善することが私たちの役割です。

詳しくは，Part1でじっくりと解説していきますが，本書で紹介するインストラクショナルデザイン（ID）とは，「教授設計」のことで，教育や研修の効果・効率・魅力を高めることを目的に，学習者にとって最適な学習を設計することを目指した研究分野です。本書で紹介するさまざまな手法を理解することで，学習を手助けするために取り得る方法をイメージできるようになるでしょう。本書では，IDで扱われるさまざまな理論や考え方，モデルなどを活用し，研修参加者に対して「教え込む」のではなく参加者の「学習を支援する」という視点で，よりよい研修を行うためのポイントを解説していきます。

本書ではIDの考え方に沿って研修企画の流れを整理しました。手法を習得したり，現在の研修や教育システム運用の改善ポイントを見つけるきっかけになると思います。

本書は手順に沿って解説してありますが，今抱える課題の章から読み始めても大丈夫です。気になったところから読み始めて，関連する内容がそれよりも前の章にあれば，そこに戻ればわかるようになっています。

※IDに関してより深く学びたいという方には，参考文献を紹介してありますので参照ください（→p.18）。

IDを活用しよう!

● ───**教育担当者の方へ**

　たくさんの研修企画や院内教育ラダーの検討などの多くの業務をするなかで，実施する意味のある企画・運用を目指すことに役立てることができると思います。

　現場で問題が起きると，「研修して教えないと！」と，その都度対策がとられ，研修はどんどん増えていきます。

　まずは，「問題解決に必要な対策が本当に教育なの？」という疑問の解決から始めます。それには，パフォーマンス・コンサルティングの視点が有用です（→p.12）。この研修企画・教育システム運用の前処理だけでも，教育担当者がするべき業務課題は整理されます。そして，学習支援として研修をするべきか否かの判断も明確になります。その後に，より効果的・効率的・魅力的な研修企画・教育システム運用に向けて作業しましょう。

　教育担当者が楽しくないと感じている研修や教育システムは，実際に無駄なものであることが多いのです。しかし，無駄であることを表現できないとやめることもできません。本書ではこのあいまいさも整理していきます。

● ───**看護管理者の方へ**

　看護管理において人材育成は最大の課題であり，最も関心の高いテーマです。よい医療・看護を実践するための人材育成が管理の目標です。そのため，医療者の学びをどのように創造するかが課題になります。管理の対象は医療・看護の実践者だけではなく，研修企画・教育システム運用をする教育担当者も含まれます。トップマネージャーであれば師長，主任，教育委員会など各種委員会の委員などの育成に活用できます。部署（病棟）管理者であれば個々のスタッフや部署内の係などの育成に活用できます。スタッフの目標管理においては，学習支援の視点が重要です。

　結果からのアプローチだけでは管理の成果はなかなかあがりませんし，思うように進まないものです。プロセスにかかわることで，管理課題の達成度は大きく向上します。人材育成のプロセスとは研修企画・教育システム運用の工程です。この工程を効果的かつ効率的に活用することは管理手段として有用です。学習する組織の構築が管理者が目指したいところではないでしょうか。学習者分析や学

習環境分析は学習する組織づくりに欠かせないものです。教育目標は人材育成の方向性，組織のミッションを反映するものですから，管理者はここをしっかりと押さえるべきです。

● リソース役割の方へ

優れた特殊知識や技術をもつ人は，その知識や技術を他の医療者が活用して，よい医療・看護を実践するために機能します。自らの知識や技術をいかに伝えるかも大きな役割です。

伝えるにあたり部署や部門を越えた対象をカバーすることや，知識や技術のレベルの差が非常に大きいこと，価値観の相違などのギャップがあるなど，さまざまな課題に対応する必要があります。

自分自身がわかっているからこそ，相手にも「教えたい！」と感じることもあるでしょう。しかし，そのことによる失敗が起こることもあります。一方的に教えることで，学習者が学ぶことはほとんどありません。この思考のチェンジが重要です。例えるなら「北風と太陽」と同じです。（洋服を）脱がせようと引っ張ってもダメです。知識・技術の習得も教えようとしてもダメで，脱ぎたいな…学びたいな…と学習者自身に思ってもらうことが肝要です。これは学習者自体や学習者がおかれた環境・条件などからアプローチすることで効果的に改善できます。エキスパートからジェネラリストへ，もっている人からもっていない人の間での学習はもともと魅力ある材料に満ちていますから，それをうまく使うことで意味のある研修・教育システム運用ができます。リソース役割の人自身が魅力的な教材です。自身の能力を効果的に活用していきましょう。

● 実践者の方へ

たくさんの研修や学習会があふれています。それをどう使うかは実践者である私たち次第ですが，そのいかし方を実はあまりよくわかっていないのかもしれません。

「あのようになりたい」「こういうふうにしたい」と思う，これを実現させるのは自分自身しかないのです。そう思っても，思うようにできないし，どうやったらよいかわからない。これは，「学習方法を知らない」ということです。的確に企画された研修を繰り返し受講していると，その手順を体得できます（私たちがうまく学べないのは，体得してきた方法がよくなかったからともいえます）。1度の研修のなかで，それぞれのタイミング，時間割り振りでどのように行動したら課題達成しやすいのかを知っていると学びやすくなり，効率的に学ぶことがで

きるようになります。

　研修企画の過程には，それぞれ目的があります。その構造を知るためには，教授設計の単元ごとの目的で参照できます。

本書の読み方

本文

　IDの工程に沿って，設計方法のポイントと失敗しやすい注意点を確認できます。最初から読んでも，興味のある部分から読み始めても大丈夫です。先に巻末の事例に目を通してから本文に戻ってもかまいません。

ワークシート

　研修企画の作業を見える化したものです。それぞれの工程で押さえるポイントが書き込めるようになっています。作業をすることで，IDの流れの理解にもつながります。

実践事例

　IDの活用事例を概観し，IDによる研修企画・教育システム運用のなかでおちいりがちな"あるある"事例も示してみました。理解を促進したり，疑問点の抽出に役立つかもしれません。

本書の流れ

　Part1では「インストラクショナルデザインとは」として，院内研修の改善に向けたID活用の考え方，基盤となる理論，モデルなどを概説します。

　そしてPart2からは，200床の病院を例に，みなさんとともに院内研修プログラムの改善のミッションに向かっていきます。院内研修の企画・実施における改善策を，具体的な課題，改善ポイントを挙げながら展開します。実際に院内研修の課題を見出す過程で，IDをベースに置いてみることで，新たなアイディアが生まれてくることでしょう。

　まず，Part2では「分析（analytics）」として，よりよい学びを行うために必要

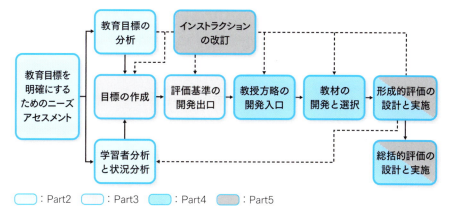

図　本書の内容と「ディック&ケリーのIDモデル」
出典：Dick W, Carey L, Carey JO.（著），角行之（監訳）：はじめてのインストラクショナルデザイン，2-3，ピアソン・エデュケーション，2004．をもとに作成

な，「ニーズ分析」「ゴール分析」「学習者分析・コンテクスト分析」を行っていきます。

　Chapter3では，「ニーズ分析」として，教育目標を明確にするために，参加者の学習ニーズを探っていきます。Chapter4では，「ゴール分析」として，「何ができればできることになるのか」具体的な行動をあらわす言葉でゴールを記述していきます。Chapter5では「学習者分析・コンテクスト分析」を行い，学習者それぞれの「状況」を把握する方法を紹介いたします。

　続いてPart3では，「設計（design）」として，教育計画における「設計」についてまとめていきます。「パフォーマンス目標」「評価基準」を作成していきます。

　Part4では「開発（development）」として，研修企画を効果的に機能させるための「教授方法の選択と開発」について，Chapter8で解説します。またその研修を，より効果的・効率的・魅力的なものとするための「教材の選択・開発」をChapter9で紹介し，具体的な研修企画を行っていくための準備を整えます。

　Part5では「実施（implementation）／評価（evaluation）」について解説します。IDでは準備を整えておくことで，当日の研修運営などの実施はあくまでも評価のための材料となります。IDにおいて「評価」はプロセスのなかで繰り返し行う重要な要素です。要所要所で振り返って評価をすることで，研修を改善していきます。

　Part6の「IDを用いた人材育成」では，これまで学んだIDのプロセスを用いて，よりよい人材育成について考えていきます。Chapter11では「参加したくなる研修」として，研修そのものの工夫だけでなく，魅力的にみせるためのPR方法や動機づけの工夫を紹介します。Chapter12では，「専門職者育成の強化と自

立した学習者の育成」として，学び方を学ぶことの重要性や，経験学習や成人学習の考え方をふまえて，成長を続けるための学習デザインについて学びます。Chapter13では，本書のまとめとして，IDを用いた研修の改善の具体的な取り組みの振り返りを行っていきます。

各項目の位置づけを，IDを代表するプロセスモデルである「ディック＆ケリーのIDモデル」（→p.100）にあわせる形で示してみました（図）。本書を読み進めていくうえで，各項目の関係を見直す際に活用してください。

筆者は教育工学の専門家ではありません。IDを看護師育成の実践に活用してきた1人です。本書ではIDを学ぶことではなく，看護師の学びの機会である研修を成果の出るものにすることを目的にしています。また，研修企画をする方々の努力が成果として現れ，企画してよかったと実感していただけることを期待しています。

研修会場をあとにする看護師が「今日の研修のこと，明日やってみます！」「来てよかった」と言ってくれることを目指しましょう！

Part 1

インストラクショナルデザインとは

Chapter 1 インストラクショナルデザイン（ID）を看護師の成長にいかす

学習ポイント
- [ ] 院内研修にインストラクショナルデザイン（ID）を活用して改善しましょう。
- [ ] IDの概要に触れてみましょう。

はじめに

人材育成は組織マネジメントにおける重要課題です。目標管理，キャリア支援，職場適応支援などさまざまな手段，アプローチ方法があります。その一手段が，院内研修です。

院内研修とは，看護専門職者として，そして組織のミッションを遂行するために必要な実践を行える人材を育成することを目的にした人材育成手段です。

● 効果的・効率的・魅力的な研修を行うために

院内研修のありかたは施設によってさまざまですが，もっと効果的・効率的・魅力的な研修を行いたいと考えている看護管理者，教育担当者は少なくないでしょう。研修企画には大変な作業が伴いますが，その効果を測定・評価するには人の成長を待たなくてはならず，目に見える結果を手にすることができない場合もあります。

筆者が院内研修，人材育成を考える際に大切にしているコンセプトは「**学習する人，支援する人，その施設で医療を受ける人の"よかった"という思いにつなげる**」ことです。本書では，現在行っている研修のよいところをいかしながら，改善を加えることで，よりよいものにすることに取り組んでいきます。

その方法論として，**インストラクショナルデザイン**（instructional design，以下，ID）を中核に置き，今までの教育方法を振り返りながら，改善の糸口を見出

していきます。ID（アイ・ディーと呼びます）は，主に米国で研究・実践が進められてきたものですので，少々カタカナ言葉が並びますが，不安にならずに一緒に改善していきましょう！

改善……その前にみんなで考えよう

「さあ，さっそく改善！」といきたいところですが，院内研修の改善に着手する前にいったん立ち止まってみましょう。
　病院内で，次のような会話を聞いたことはありませんか？

A師長：看護記録が原因の超過勤務が多いって言われたんだよね……。去年より1，2時間増えてるらしい。いつも記録は最後になるから目立っちゃって。記録の中身はあんまり意味のあるものではないんだけどね……。それでさ，看護記録の研修をしないといけなくて……。
B師長：たしかに今年は残業している人が増えた気がするかも。それで研修を部長に指示されたんだ。大変だね……。
A師長：今週末に事故防止の院内研修もあるんだけど，「病欠者がいて勤務調整ができない」って主任が言っているんだよね。
B師長：あっ，そうだった。でもさ，事故防止の研修に出してもあんまり役立ってないし，どうせまた病棟で研修するんだから，欠席させちゃっていいんじゃない。
A師長：そうだね……うちの病棟スタッフも同じこと言っていたな。

　同様の会話はあげればキリがないほど，たくさんありますね。
　看護記録の研修を企画するA師長は，研修で超過勤務を減らすことができるのでしょうか。超過勤務が減らないばかりか，増えているときに，研修の負荷をかけることで悪循環にならなければいいのですが……。
　また，残念なことに院内ラウンド中の教育担当師長がこの会話を聞いてしまいました。教育担当師長は一生懸命に時間外の自分の時間を使って院内研修を行っています。「やってらんないわ！」と心の中で叫び，自分の役割，存在価値に自信を失くしていきました。

＊　＊　＊

　院内研修を担当するみなさん，大丈夫です。こうした現状は多かれ少なかれ，

どの施設にもあります。筆者の施設でも同じような状況を経験してきました。

ただし，手をこまねいているわけにはいきません。何らかの打開策はきっとあります。筆者は院内研修のありかたを根本から考え直すきっかけをIDとの出会いで手にしました。

あれこれと，多くの期待役割がある院内研修ですが，「効果的」「効率的」「魅力的」であることをねらいとすることで，【教育】が担保できる部分の改善結果は出せるのです。【教育】が担保できる部分とは，人材育成が果たせる責任範囲を意味しています。

パフォーマンス・コンサルティング

院内研修には「**1人の専門職者としての看護師の育成**」と「**組織のミッションを遂行できる人材の育成**」という2つの役割があります。

いずれも，看護ケアという実践をもってサービスという価値を構成するわけですから，実践（パフォーマンス）としての生産物をいかに生み出すかが鍵です。

ここに，パフォーマンス・コンサルティング（**Note**）の視点を取り入れましょう。その視点から所属組織の人材育成の課題を分析していくと，教育が効果的な部分と，組織システムや組織外の要素などが関係する部分に区分されます。

栓抜きで缶を開けようとしても開きませんね。このように【教育】で解決できない課題は院内研修という教育手段では解決できないのです。しかし，現実には，かなり多くの課題を，【教育】である院内研修でカバーしようとしている実情があります。

今，目の前にある課題，院内研修の課題として感じているものは，【教育】が担保できる部分なのでしょうか？ しっかり見きわめていきましょう。

ではいよいよ，本書で院内研修を改善する手段として中心に据えるIDについて，その概要を解説します。

主に企業における人材開発において活用されている考え方。組織のあるべき姿と現状のギャップを同定し，ギャップの原因を分析したうえで，それを改善し，組織目標に到達するために必要な対策（教育研修など）を個々に講じる，というアプローチ方法[1]。

ID：インストラクショナルデザイン（教授設計）とは

　IDとは一言で言えば**「教授設計」**のことで，教育や研修の効果・効率・魅力を高めることを目的にした研究分野です。認知心理学などの基礎的理論があり，さまざまな手法やモデルが開発されています。

　インストラクションとは**学習者に対する外側**と**内側からの学習支援**です（詳しくは2章で解説します→p.20）。学習者が達成すべき学習課題に対して，どの時点で，どのような手段で支援を受けることで効果的・効率的に学習を進めることができるのかを考え，それを計画することがIDなのです。

　このなかには教育の目的が何であるのか，何が達成されれば効果的な教育と評価できるのかを明らかにする過程を含んでいます。

　そして，受講者や教育環境といった条件のなかで，効果的・効率的・魅力的な研修を企画し，職場での行動変容までを含めて教育方法の改善につながる一連の過程のノウハウをIDの技法がカバーしています。

●　学習者に最適な学習デザイン設計を目指す

　IDは，学習者にとって最適な学習デザインを設計することを目指します。教育者が教えやすいようにするための設計ではありません（**Note**）。「学習者を中心にした学習デザイン」ということで，学習者の条件に応じて，選択される教授方法はさまざまです。

　そのため，同じ学習課題であっても，学習者や学習環境が異なると，設計される研修方法は当然変化します。ただし，臨床で教育を担う方々は「多くの対象者の個人特性に合わせていたら，どんなに時間があっても足りない」と思われることでしょう。学習者個々に対応する学習設計という理想は理解できても，「組織内の教育システムとして有用なのか？　期待できるのか？」と疑問を感じるのではないでしょうか。

　筆者は，個々の学習者に対応した教育計画は実際に可能だと考えます。そもそも，「対象の個別性には対応できない」という暗黙の前提があったために，実施

このような考え方に，「成人学習」という学習者が"おとな"であるという特性をいかした教授方法があります（→p.26参照）[2]。

効果を感じられないという実情が生じているのではないでしょうか。既存の考え方から一歩離れ，新たな考え方を用いることで，不可能が可能になっていきます。

IDの構造は，教え込むプロセスではなく，**学習支援**に視点が置かれます。学習者を目標に導くように学習環境や教材，教育方法を選択して，意図的に学習目標に到達することを可能にします。

IDを看護教育にいかす

IDは，学習効果を期待する当事者，すなわち学習者と所属組織が目的を達成できるのであれば，手法はどのようなものであってもいいという立場，つまり「よい学習方法であれば，何でも取り入れよう」という**折衷主義の立場**にあります。1つの手法に限定せず，さまざまな学習方法の利点を組み合わせていくことを想定しています。そのため，選択した一教育手段によって教育システムが身動きできなくなる呪縛から，脱却することができるのです。

ADDIEモデルとは

IDの構造モデルとして代表的なプロセスモデルにADDIE（アディーと呼びます）モデルがあります。

ADDIEモデルはたくさんあるIDモデルの1つです[3]。IDの詳細を学ぶためではなく，効果的・効率的に研修を計画する流れを知るためにシンプルでわかりやすいので，本章で解説をしていきます。

ADDIEモデルの構造は，**分析（analysis）**，**設計（design）**，**開発（development）**，**実施（implementation）**，**評価・改善（evaluation）**という5つの項目でつくられています。そして，図1-1に示すように，このモデルは一方向の手順ではなく，それぞれが評価からフィードバックを受け，改善を繰り返すシステムモデルになっています。

システム？　フィードバック？　言葉だけで難しそうに感じますね。簡単にいうと，「やるからにはちゃんと目的を達成する」「達成するためにはどうするか考える」「もし達成しなかったら，何がいけなかったかを見つけ出す」「次こそうまくやるぞ！」というサイクルです。

どの項目も重要ですが，院内研修を企画しよう！　改善しよう！と考える場合は特に分析（analysis）と評価・改善（evaluation）がたくさんのアイディアをくれるはずです。

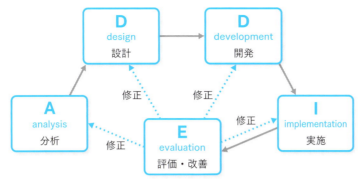

図1-1　ADDIEモデル
出典：Gagné RM, Wager WW, et al（著），鈴木克明，岩崎信（監訳）：インストラクショナルデザインの原理．p.25，北大路書房，2007．より一部改変

▶分析（analysis）

学習の必要性や条件を明らかにする過程です。

分析が必要なわけは，学ぶべき必要性があるのか？　学ぶ準備があるのか？　学ぶ環境はあるのか？　いったい何を学べばいいのか？　私たちが学ぼうとするときには，これらのことを確認する必要があります。

効果の上がらない研修の多くはこれらの要素を確認していない場合が多くあります。また，この問いに"ない""不十分"と知りながら，教える人の都合で強行していることがほとんどです。

本書では，以下の部分で分析を解説します。

- 学習の必要性の分析：ニーズ分析（Chapter3）
- 学習目標の分析：ゴール分析，学習課題分析（Chapter4）
- 学習自身の分析：学習者分析（Chapter5）
- 学習環境の分析：学習コンテクスト分析，パフォーマンスコンテクスト分析（Chapter5）

▶設計（design）

学習者に，どのような方法で学習目標に到達してもらうかの地図を作る過程です。イメージは旅行に行くときの計画表です。

計画書は目的地（ゴール）と現在地（スタート）が最初に決まり，その間のイベントや観光，その時の天気条件などを加味して旅行の計画書が出来上がります。

- 学習のゴールに到達したことをどうやって確認するのか（達成の評価）
- どのような状態で学習のスタートを切るのか（スタートを切る状態の設定・調整）

まずこの2つを明確にしたところで，分析で得た情報を活用し，どうしたらうまく受講者がゴールに向かっていけるかを算段します。

学習課題を習得しやすいレベルに分類したり，興味や関心をもてるようにするための工夫を凝らします。部署や個人の強みをいかし，弱みをサポートするといったイメージです。

▶開発（development）

設計した（学習の）地図をより楽しく，効果的かつ効率的に進んでいくための材料をつくり出す過程です。

教科書を作成する，Webラーニングシステムをつくる，トレーニングコースをつくるといった大きなものから，グループワークを進めるときの演習シートの作成，意見をまとめるフォーマットの作成などがあります。

▶実施（implementation）

計画を実施する過程です。

実際の研修実施の場面では，次の項目である評価につながる情報を収集する作業が行われます。

▶評価・改善（evaluation）

「設計」の部分で作成した"ゴール"の達成を測定する手段を使い，学習目標に到達できたかを確認し，よりよい学習方法，研修方法に向けての改善をする過程です。

目標達成は，分析，設計，開発，実践の結果ですから，改善の必要性を見つけるために全過程へのフィードバックにつなげていきます。

ADDIEモデルと看護過程の共通点

筆者がこのプロセスモデルを知ったとき，看護過程と同じ問題解決過程であることに気づきました。情報収集―アセスメント―看護計画立案―実施―評価という流れです（図1-2）。ともに，現状を把握し，問題を明らかにすることに始まり，対応策が設定され，そして実施し，結果を踏まえて全過程を振り返り評価するという構造です。この各プロセスにおいて，どのような作業を必要とするかを理解できれば，看護師にとって身近な考え方となるでしょう。

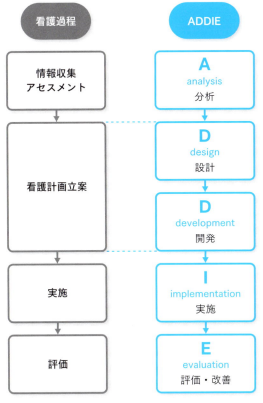

図1-2　ADDIEモデルと看護過程の対比

IDを活用することで広まる周辺リソース

「学習とは学習者の内的変化である」という前提を考えれば，そこには人の「内なるもの」を突き動かすための手段が必要になります。そこで，学習を扱う領域では，学習心理学，認知心理学，情報科学などの多くの科学が基礎を固めています。IDも同様です。

それらの科学的知見に基づく学習に，直接的・間接的に関係する多くの手段が学習設計のリソースとして活用できます。つまり，さまざまなリソースをうまく取り込むことで，院内研修を含めた学習機会を効果的・効率的・魅力的なものにすることができるのです。

当たり前のようですが，みなさんが企画する研修では実践できているでしょうか。例えば，看護理論を学ぶときに，理論家の経歴の紹介からスタートする学習方法と，入院中の患者さんが抱える問題の解決に看護理論を活用することから始

まる学習方法があるとします。看護学史を学ぶ方には前者を，臨床看護師には後者を，選択することでしょう。これは**動機づけ**という関連科学に基づく理論です。

このように動機づけという関連科学のリソースを取り入れるだけでも，ちょっとした魅力を加味した教授設計が可能になります。それぞれの学習対象者を具体的に想定しながら，研修方法の組み立てとその効果・効率・魅力について説明してみると，違いがよくわかるかと思います。

Key Point

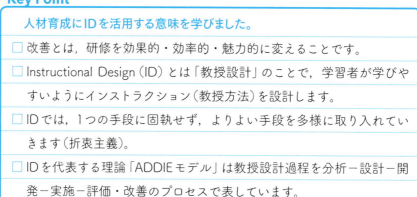

人材育成にIDを活用する意味を学びました。
- □ 改善とは，研修を効果的・効率的・魅力的に変えることです。
- □ Instructional Design（ID）とは「教授設計」のことで，学習者が学びやすいようにインストラクション（教授方法）を設計します。
- □ IDでは，1つの手段に固執せず，よりよい手段を多様に取り入れていきます（折衷主義）。
- □ IDを代表する理論「ADDIEモデル」は教授設計過程を分析－設計－開発－実施－評価・改善のプロセスで表しています。

引用・参考文献
1) Robinson DG, Robinson JC（著），鹿野尚登（訳）：パフォーマンス・コンサルティングⅡ──人事・人材開発担当の実践テキスト．ヒューマンバリュー，2010．
2) Cranton P（著），入江直子，豊田千代子，三輪建二（訳）：おとなの学びを拓く──自己決定と意識変容をめざして．鳳書房，1999．
3) Gagné RM, Wager WW, Golas KC, et al（著），鈴木克明，岩崎信（監訳）：インストラクショナルデザインの原理．p.2，北大路書房，2007．

本書全体の参考文献
- 島宗理：インストラクショナルデザイン──教師のためのルールブック．米田出版，2004．
- Dick W, Carey JO, Carey L（著），角行之（監訳）：はじめてのインストラクショナルデザイン．ピアソン・エデュケーション，2004．
- 鈴木克明：教材設計マニュアル──独学を支援するために．北大路書房，2002．
- 玉木欽也（監），齋藤裕，松田岳士，橋本諭，他：eラーニング専門家のためのインストラクショナルデザイン．東京電機大学出版局，2006．
- Gagné RM, Wager WW, Golas KC, et al（著），鈴木克明，岩崎信（監訳）：インストラクショナルデザインの原理．p.2，北大路書房，2007．
- Keller JM（著），鈴木克明（監訳）：学習意欲をデザインする──ARCSモデルによるインストラクショナルデザイン．北大路書房，2010．
- 中原淳：研修開発入門──会社で「教える」，競争優位を「つくる」．ダイヤモンド社，2014．
- 鈴木克明：研修設計マニュアル──人材育成のためのインストラクショナルデザイン．北大路書房，2015．
- 松下佳代：パフォーマンス評価──子どもの思考と表現を評価する．日本標準，2007．
- Benner P, Sutphen M, Leonard V, et al（著），早野ZITO真佐子（訳）：ベナー　ナースを育てる．医学書院，2011．
- Cruess RL, Crusess SR, Steinert Y（著），日本医学教育学会倫理・プロフェッショナリズム

委員会（監訳）：医療プロフェッショナリズム教育―理論と原則．日本評論社，2012．
・松尾睦：経験からの学習―プロフェッショナルへの成長プロセス．同文舘出版，2006．
・Cranton P（著），入江直子，豊田千代子，三輪建二（訳）：おとなの学びを拓く―自己決定と意識変容をめざして．鳳書房，1999．
・Knowles MS（著），堀薫夫，三輪建二（監訳）：成人教育の現代的実践―ペダゴジーからアンドラゴジーへ．鳳書房，2002．
・中原淳，荒木潤子，北村士朗，他：企業内人材育成入門―人を育てる心理・教育学の基本理論を学ぶ．ダイヤモンド社，2006．
・操華子，松本直子：臨床看護研究の道しるべ．日本看護協会出版会，2006．

Chapter 2 インストラクションとは／IDの基盤となる理論

学習ポイント

- □ 「インストラクション」の意味を明確に言えるようになりましょう。
- □ IDを自分の知っている理論・手法と関連づけて自分の言葉で説明できるようになりましょう。これは，IDを理解し，活用しやすくするためです。

語意から考える「インストラクション」

　IDにおける「インストラクション」とはどのような意味なのでしょうか。まずは辞書上の意味を確認してみます（Note）。

　英語の【instruction】の意味は，不可算名詞としての「教授，教育，教え」とあります。一方，日本語の【インストラクション】は，意外な意味で訳出されています。では，【教授】という言葉はどのような意味かを見てみると，「学問や技芸を教え授けること」あるいは「児童・生徒・学生に知識・技能を授け，その心意作用の発達を助けること」という意味がありました。これはIDにおける【instruc-

---

NOTE instructionとインストラクションの語意

【instruction】[1]
1. 不可算名詞：教授，教育，教え
2. 可算名詞：[しばしば複数形で]
    a　命令，訓令，指令，指図。
    b　〔＋to do〕〈…するようにとの〉命令，指令。
    c　〔＋that〕〈…という〉命令，指令。
3. 可算名詞：[通例複数形で]（製品などの）使用[取り扱い]説明書。
4. 可算名詞：[しばしば複数形で]電子計算機の命令《機械に一定の作業を行わせるための機械語》。

【インストラクション】[2]
1. 教示，指示。
2. 心理学の実験やテストで，被験者にやり方などを指示すること。
3. コンピュータのCPUへの各種演算・処理についての動作命令。

tion】の意味と近似するようです。心意とは心，精神を意味します。この"心意作用の発達を助けること"が，IDにおいては重要です。

教育工学からの解説

　人は，それぞれが置かれた環境のなかで学習しています。この学習の場において，常にインストラクションが必要なわけではありません。事実，毎日の生活のなかで私たちは，自分自身で自然に多くを学んでいますね。しかし，こうした学習においては，偶然の恵まれた機会が必要だったり，長い学習時間が必要だったりします。これでは，よい学習ができるかどうかは運と個人能力次第ということになり，効果的・効率的に学習を進めることができません。

　これに対してIDを含む教育工学においては，**意図的な学習支援**を「インストラクション」と呼び，「**学習を支援する目的的（purposeful）な活動を構成する事象の集合体**」[3]と定義しています。

──学習を支援する具体的な素材

　学習を支援する具体的な素材は，学習者の内部と外部の両面に存在します。外部素材には，講義資料，教科書，講義，グループワークおよびワークを構成するメンバーなどがあります。内部素材には，学習者の動機づけや振り返り支援（リフレクション），学習進行をモニターするといった，学習者の心理に働きかける内容があります。

　学習支援者である私たちのこれらの素材へのかかわり方は，教えること（teaching）だけに留まりません。もっと幅広く，人の学習過程全体に必要な支援をする活動がインストラクションであると教育工学やIDでは定義されているのです。

──インストラクションの目的

　学びの結果として，成長が期待できます（目に見える身体的拡大ではなく，知的拡大）。インストラクションが目的にするのは，学習者内の変化，成長です。しかしこれは，最終的には学習者個々の能動的な学びがなければ達成できないことで，インストラクションはそれを支援する（心意作用の発達を助ける）ことを目指します。

看護教育とインストラクション

それでは看護教育におけるインストラクションの意義を考えてみましょう。

看護基礎教育から卒後教育に至るまで，人の学びが期待されるところには，インストラクションが必要です。もちろん院内研修を行うときにも必須です。学習成果である，たくさんの専門用語（**言語情報**）とその活用方法（**認知的方略**）や看護技術（**運動技能**）を習得し，それを個々の対象に適応させる能力（**知的技能**）をもって，知り得るなかから対象にとってよりよい方法でケアを実行すること（**態度**）を，看護教育が請け負っています（図1-3，Note）[4]。

医療現場で求められるケア，社会が期待するケアを提供するために，10年も20年も待つことはできません。卒業し，臨床にデビューしたときからケア提供が期待されるわけですから，意図的な学習が必要になることはいうまでもありません。

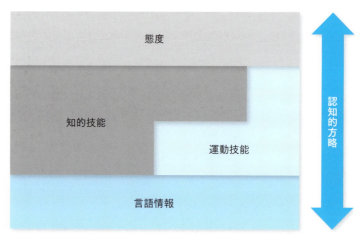

図1-3　学習成果の分類

> **NOTE**
>
> ID学者であるガニェは「学習成果の5分類」として，ここで挙げた「言語情報」「認知的方略」「運動技能」「知的技能」「態度」を示している[4]。
> 学習される能力が形成する階層の特徴として，下位レベルにあるスキルの遂行能力（パフォーマンス）が，高次レベルのスキル遂行能力の前提条件であることを示した。パフォーマンスを5つに分類することで，学習課題を明らかにすることができる。

IDの中核を成す2つの理論

　院内教育の現状をよりよくするために，筆者の目から鱗を落としてくれたのは，キャロルの「時間モデル」とメリルの「ID第一原理」の考え方でした。

●──キャロルの「時間モデル」

　義務教育に始まる教育の場には常に"ついて来られない人"がいました。こうした人たちは，「○○ちゃんはお勉強ができないから」とされてきました。

　しかし，本来誰もが「完全に（課題を）習得」できるものであり，そのためには個人それぞれにとって必要な学習時間があるということです。これがキャロル「時間モデル」の骨子です[5]。個別に異なる学習必要時間による学習作業に対して，条件に応じた支援がインストラクションでなされるわけです。

　一例を挙げます。

　新人ナースのAさんはオーラルケアの習得に2時間が必要で，Bさんは1時間が必要です。本日の研修は1時間です。「完全習得」の数式である「習得度（％）＝実際の学習時間÷必要な学習時間×100」に当てはめてみます。するとAさんは1/2×100＝50％，Bさんは1/1×100＝100％となります。

　現在の研修のままであれば，Aさんは落ちこぼれてしまいます。では未到達の50％をカバーする1時間分の学習時間をどう確保すればよいでしょうか。これをインストラクションによって支援します。どこかで補習をする，もしくは先に予習をする，研修中にAさんにサポーターを準備する，といった工夫が考えられます。

　インストラクションで支援することでAさんもBさんも課題を習得できるのです。ポイントは，個人によって必要な学習時間は異なるということです。この考え方を取り入れることで，研修のあり方は大きく変わります。

●──メリルの「ID第一原理」

　「ID第一原理」は，教育工学者であるメリルにより提唱されたIDの原理です[6]。効果的な学習環境を実現するために必要な要件が問題（problem），活性化（activation），例示（demonstration），応用（application），統合（integration）の5点にまとめられています。表1-1はそれに基づく学習者の行動を示しています。

表1-1 メリルの「ID第一原理」に基づく学習者の行動

原理	要件	看護実践での行動
問題 problem	・現実に起こりそうな問題に挑戦する	・臨床実践にある問題を課題にする
活性化 activation	・すでに知っている知識を動員する	・すでに習得している知識を活用する
例示 demonstration	・例示がある	・理論を実際例で示す
応用 application	・応用するチャンスがある	・実際に試す機会をつくる
統合 integration	・現場で活用し,振り返るチャンスがある	・臨床実践で活用し,振り返りの機会がある

出典：鈴木克明,根本淳子：教育設計についての三つの第一原理の誕生をめぐって．教育システム情報学会誌, 2011. をもとに作成

　IDは心理学を基盤にしており,行動主義心理学,認知主義心理学,構成主義心理学といった歴史的変遷を受け,その構造特性も進化しています。そのなかで,IDの要素として原理となるものをまとめています。

　活用の可能性は多様にあり,研修や学習を「効果的」に,「効率的」に,そして「魅力的」にするよりどころとなります。インストラクションを考えるうえで,常に意識していくことになる内容です。実際に活用してみると,確かに今までの研修がかなり教える側の都合に合わせられていたことに気づきます。

　ID第一原理は学習者の行動で書かれています。インストラクションを使い,学習者の内的変化を引き出すための計画がIDというわけです。

自らの学習経験から振り返るインストラクションの価値

　ところで,みなさんも長い学習経験者ですね。そのなかで,自分がとても学習に（授業に,部活に,塾の講義に,仕事に……）意欲を出せた,興味がもてた時間がありませんでしたか？

・ノートに書き出してみてください
・みなさんでディスカッションしてみましょう

そのとき，なぜ意欲が出たのでしょうか？　他の状況（授業，講義，仕事）と何が違っていたのでしょうか？

●── 筆者の学習経験を振り返る

筆者自身の学習経験を振り返ってみます。図工の時間，描き始めるまでに時間がかかる私は，思うように描けないまま時間制限で提出の時間を迎えました。すると，授業中はほとんど話をしない先生が白い画用紙を差し出し，「描いてみる？　できたら持ってきなさい」と声をかけてきました。

絵具一式を持ち帰り，夜遅くまでかかって1枚の絵を書き上げ，翌日絵具の乾ききらない画用紙を提出しました。絵を見た先生は「おっ，できたね」と声をかけてくれました。その言葉に「自分がやろうとしていたこと（こう描きたいという思い）は間違っていなかった。早く描き始められるようにすれば，もっとちゃんと描ける」と自信をもった経験があります。

●── インストラクターの視点で考える

インストラクターの視点でこの経験を考えてみます。

このときの授業課題は記憶が定かではありませんが，おそらく一定の時間内に模写画を描き上げるといったものだったでしょう。ほとんどの生徒（受講者）が時間内に課題を終えるなかで，納得のいかない終了を見抜いた先生（インストラクター）が，私に必要な絵を描き上げる時間（学習に必要な時間）を提供してくれました。これがインストラクションです。その結果，学習者には「作業時間の効率的な使い方を計画する必要性に気づいた」「自分で納得するゴールを目指すことによる興味・関心の強化（学習に対する関心の強化）」という内的変化が生まれました。

一方，他の授業では，自分が納得できるところまでやり抜く時間がなく，目の前の課題を解くことを作業としていたように思います。言い訳かもしれませんが，「何故，なぜ？　何で，なんで？」タイプの私には多くの学習時間が必要だったのかもしれません。

こうした誰もがもつ学習経験が教授方法を考える前提になっています。学習者が感じる「こんなふうにサポートしてくれたらいいな……」という思いを具現化するためにインストラクションをデザインするのです。

折衷主義で進めるために知っておくと便利な知識

　Chapter1でも触れましたが（→p.14），IDでは一手段に固執せず，よりよい手段を多様に取り入れていきます。これを**折衷主義**と呼びます。以下に，院内研修の改善を折衷主義で進めるために知っておくと便利な学習理論などを示します。

▶成人学習

　学習支援をする対象者である看護師は，当たり前のことですが，"おとな"です。子どもだましは通じない学習者に，行動変容を期待するうえで活用するべきおとなの特徴を以下に示します。

　おとなの学びは，**明日からの利益につながる確証**と**個人としての尊重**が重要です。以降に示す理論などは成人学習の要素が確保されたところで，さらに加味するべき要件・手段と考えるとわかりやすいです。IDを使うのは成人学習を具現化するためといえます。

　学習課題が学習者にとって，次のような存在になるようにIDで設計します。

- おとなは自分たちが学ぶことについて，その計画と評価に直接かかわる必要がある（**自己概念と学習への動機づけ**）
- （失敗も含めた）経験が学習活動の基盤を提供してくれる（**経験の重要性**）
- おとなは，自分たちの職業や暮らしに直接重要と思われるようなテーマについて学ぶことに最も興味を示す（**学習へのレディネス**）
- おとなの学習は，学習内容中心型ではなく，問題中心型である（**学習への方向づけ**）

▶状況学習

　看護実践は，多様な状況のなかで行われます。より実践に近い学びをするためには，自分が働く状況，自分が経験したことのある状況のなかで，そこに存在する課題を学ぶことの有用性を活用します。

▶学習環境

　IDでは，学習課題として何かができるようになることを期待しますが，学習者自身は，用意された設計によらなくても何らかを学びます。その場（学習する

場)を整えることで，学習者の能動的な学習が支援されることを狙い活用します。

▶経験学習

　人は，「うまく行動できるように」と無意識であっても行動します。失敗したら次は成功するようにします。経験（自分の行動，自分事）を教材として学ぶ人間の特性を学習過程に活用します。

▶動機づけ

　人間の行動には本能として刷り込まれたものや，認知行動の基に喚起される行動があります。学習は学習者自身の内的変化を狙いとするため，本人がその気にならなければ始まらないことを重要視すると，学習者の学習への動機づけは研修企画で外せない要素になります。

IDの示すメッセージをキーワードに研修を見直す

　さまざまな形のIDモデル，理論がありますが，基本的な構造は「**学習目標**」「**評価方法**」「**教育方法**」の各要素が整合性をもっていることです。この3項目をもって現状の研修を見てみると，改善するべき箇所が見えてきます。

　この3要素を明確に表している言葉があります。メーガーの質問です（図1-4）[7]。

　このIDの基本構造を表す質問を，さまざまな現状に照らして，具体的な改善策を見いだしていきましょう。

1. Where am I going?
   ・「どこに行くのか」：学習目標

2. How do I know when I get there?
   ・「たどり着いたかどうかをどうやって知るのか？」：評価方法

3. How do I get there?
   ・「どうやってそこへたどり着くのか？」：教育方法

図1-4　メーガーの3つの質問
出典：Mager RF（著），産業行動研究所（訳）：教育目標と最終行動―行動の変化はどのようにして確認されるか．産業行動研究所，1970.

Key Point

IDとその基盤となる理論を学びました。

☐ インストラクションとは「学習過程の支援を目的とした活動」のことです。

☐ キャロルの「時間モデル」の「学習を完了するために必要な時間は個人差があること」を活用すると，必要時間を支援すればそれぞれに合ったサポートができそうです。

☐ 学習支援の視点として5項目からなるメリルの「ID第一原理」があります。

☐ 学習目標・教育内容・評価方法の整合性が教授設計において重要です。

引用・参考文献
1) 松村明（監修）：デジタル大辞泉．小学館，2016．
2) 竹林滋，東信行，ほか（編）：新英和中辞典．研究社，2003．
3) Gagné RM, Wager WW, et al（著），鈴木克明，岩崎信（監訳）：インストラクショナルデザインの原理．p.2, 北大路書房，2007．
4) 前掲2），p.57
5) Carroll JB: The Caroll Model A25-Year Retrospective and Prospective View. Educational Research 18(1): 26-31, 1989.
6) Merrill MD: First principles of instructions. Educational Technology Research and Development 50(3): 43-59, 2002.
7) Mager RF（著），産業行動研究所（訳）：教育目標と最終行動―行動の変化はどのようにして確認されるか．産業行動研究所，1970．

Part 2

分析
analytics

Chapter 3

ニーズ分析
教育目標を明確にするためのニーズアセスメント

学習ポイント

- [ ] Chapter1でIDの代表的なプロセスモデルとして示したADDIEモデルにおけるファーストステップにあたる「分析（analysis）」のなかから，ここでは「ニーズ分析」を理解しましょう。
- [ ] 学習ニーズが何であるかを説明できるようになりましょう。
- [ ] 自施設の研修ではどのような学習ニーズが扱われているかを見直せるようになりましょう。

施設状況の把握

ではこれから，A病院を例に，教育委員を務めるエミ師長と一緒にニーズ分析に取り組んでいきましょう。下記にA病院の施設状況を示します。

A病院の施設状況

- 病院規模：200床
- 病院理念：社会のニーズに応え，安全で安心な急性期医療を提供する。
- 看護部理念：専門性の高い看護実践を通じて，患者さんが満足できる医療を提供する。
- 看護師数：120名（うち本年度新卒看護師20名，教育委員会委員8名）

A病院ではクリニカルラダーの実践能力に応じた研修プログラムが企画され，研修は個人のキャリアプランに沿って自由に選択し参加する方式。

ここ数年，研修参加者が減少し，参加する人としない人に二分化しつつあり，教育委員会では懸念を抱いている。参加者の受講動機アンケートでは「上司に勧められた」ことを挙げる割合が増加。各部署からは「研修に参加しても臨床実践で活用できることが少ない」という意見が聞かれている。

A病院のクリニカルラダーでは，身につけるべき看護研究の実践力について，次のように到達目標を定めています。

レベル1：興味・関心のある領域の看護研究論文を読み，感想をまとめることができる。
レベル2：自らの看護実践のなかに研究課題を見つけ，研究計画書を作成できる。
レベル3：研究計画書に沿って看護研究を実践できる。

　エミ師長はレベル2の研修担当です。研修参加者は40名，臨床経験年数は平均3.6年です。

　エミ師長は前年度，初めて看護研究の研修企画担当になりました。よりよいケアの提供には看護研究が重要であることを確認し，院内の看護師が研究を推進できるようになることの必要性を強く感じて，研修を企画・実施しました。しかし，エミ師長は前年度の研修参加者アンケートを見てつぶやきました。「看護研究って，どうせみんなやりたくないんだよね……」。

　そうなのです。「看護研究の進め方」研修は20種類ある院内研修のなかで，最も評価が低かったのです。

＊　＊　＊

　いま，エミ師長が置かれている状況をイメージしてみてください。研修を改善しようと格闘している姿が目に浮かびませんか？

　この「看護研究の進め方」研修を効果的・効率的・魅力的なものに変えたいですね。

前年度の参加者アンケートから期待度・満足度を探る

　まずは前年度の「看護研究の進め方」研修の参加者アンケートを見てみましょう。結果は**表2-1**のとおりで，研修への期待は低く，参加したものの気が乗らず，学ぶことも少なかったという参加者の声が聞こえてきますね。

　Chapter1で触れた「学習者を中心にした学習デザイン」「取り扱う課題が教育（研修）で効果的かどうかを判断する視点（パフォーマンス・コンサルティング）」（→p.12），そしてChapter2の効果的・効率的・魅力的な教授設計（ID）の原理「メリルのID第一原理」（→p.23）などを思い出してください。

　これらの視点をいかした研修改善において最初にするべきことは，「そもそも，この研修ってニーズがあるの？」という問いに答えることです。そして，

表2-1　前年度の「看護研究の進め方」研修参加者アンケート結果

アンケート項目（表題）	本研修	院内研修全体平均
本研修全体の印象	2.5	4.0
本研修に参加した状況（参加者の主体性を尋ねる）	2.2	3.8
研修内容についての感想	2.3	3.8
学習内容について	2.2	3.9
研修プログラムについて	2.3	3.7
研修の進め方について	2.2	3.7
講師や教材について	2.1	3.6
教材について	2.2	3.6
研修内容の有効性と職場での活用について	2.0	3.9

（5点満点）

ニーズに応じた学習支援方法として「看護研究の進め方」研修を改善することです。

ニーズとは

　では，ニーズとは何でしょうか。ニーズとは，実際にこうなりたい，こうありたいと思う姿と，現状の姿の差（ギャップ）を示します。学習することによって「こうあり（なり）たい」「こうあって（なって）ほしい」と願う姿と現状の姿の差（ギャップ）が学習ニーズです（図2-1）。
　エミ師長は，「看護研究の進め方」研修参加者の学習ニーズをどのように捉えたのでしょうか。研修参加者の「今の姿」と「ありたい姿／あってほしい姿」（理想の姿）とのギャップとはどのように捉えるのでしょうか。

「理想の姿」を期待する立場とは

　「こうあり（なり）たい」「こうあって（なって）ほしい」という「理想の姿」を期待する立場は，私（学習者），組織（部署・病院），社会（地域），専門領域（学会・診療科・リソースナースとしての専門分野）など，個人から非人格組織までさまざまです（表2-2）。

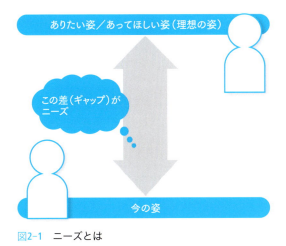

図2-1 ニーズとは

表2-2 「理想の姿」を期待する立場と内容

期待する立場	期待する内容
私	・学習者である当の本人（私）がなりたいと思う自分の姿
組織	・所属する病院・病棟・委員会などが"私"に期待する姿
社会	・一般社会の認識として世間一般，常識の範囲で期待する姿 ・一般市民が，医療者，看護師という職業人に期待する姿
専門領域	・特定の専門家の集団が期待する当該領域に関連する能力・機能などを備えた姿

研修参加者の「理想の姿」とは

　エミ師長に，「看護研究の進め方」研修参加者に期待されている理想の姿，「ありたい姿／あってほしい姿」を聞いてみました。すると表2-3のような答えが返ってきました。

　この分析から，エミ師長は組織，社会，専門領域の立場に立って，40名に研修を行ったことがわかります。しかし研修計画において肝心の学習者である参加者自身が何を期待しているのかを把握できていなかったようです。

　IDを用いるときに大事な視点は，さまざまな立場のなかでも，学習者本人を重視することです。

　エミ師長は気づきました。「そうか。私は，研修参加者が，看護研究に対してどう思っているのかを無視しちゃっていたわけですね」。

　ここで，1つ改善できそうなポイントが見つかりました。それは学習者自身の

表2-3 A病院の「看護研究」レベル2の研修参加者に期待される「理想の姿」

期待する立場	「ありたい姿／あってほしい姿」（理想の姿）
私 （研修参加者自身）	40名の研修参加者が看護研究において自分自身がどうありたいと考えているかはわからない（看護研究をできるようになりたい？ 困っている問題を解決したい？ カッコよく研究したい？）
組織 （看護部）	看護部のクリニカルラダーでは，「自らの看護実践のなかに研究課題を見つけ，研究計画書を作成できる」ことを期待している
社会 （患者・家族，一般市民）	看護研究自体は一般には知られていないが，看護職が日進月歩の医療を担う立場として，新しいことや良質な医療に向けて研鑽している人たちであると期待していると推測される
専門領域 （職能団体など）	看護者の倫理綱領（日本看護協会）のなかに「良質な看護実践のために看護研究を行うこと」との記述があり，看護師に実践が期待されている

「ありたい姿」に対応する現状の「今の姿」を確認することです。

「ありたい姿」は目標ですね。その目標に向かう「今の姿」を明らかにすることで，ギャップを明らかにできます。ギャップのなかに研修の課題となる学習課題が含まれているはずです。

研修参加者の「今の姿」とは

では，「看護研究の進め方」研修参加者のギャップを明らかにしてみましょう。「今の姿」をエミ師長に聞いてみました（表2-4）。

表2-3，表2-4を対照させると，「理想の姿」「今の姿」ともに不明確なことがわかります。特に，組織・社会・専門領域からの期待に対する「今の姿」があいまいであることがわかります。

上記のことから，研修企画において不足していたことはギャップが抽出できていなかったことだと分析できました。学習者の「今の姿」つまり置かれている現状を知るプロセスを飛ばしていたのです。すなわち，学習ニーズがわからないまま研修を計画し，実施していたのです。

エミ師長は，よくある研修企画の失敗，つまり"教える側の都合で，教えたいことを教える"ワナにはまっていました。学習ニーズから学習課題を抽出することがIDの大事な要素です。教える側が教えやすいように企画すると，結果として教える側も学ぶ側も不幸な結果になるのです。

表2-4 A病院の「看護研究」レベル2の研修参加者の「今の姿」

期待する立場	「今の姿」
私 (研修参加者自身)	研修参加者がこうありたい，こうなりたいと願う姿を知らなかったので，今がどうなのかは，よくわかりません。ただ，看護研究をしている様子はうかがえませんでした
組織 (看護部)	院内所定の研究計画書がありますが，実際に活用されているのを見たことがありません。看護研究委員会がありますが，そこにも報告はありません
社会 (患者・家族，一般市民)	現場の看護師は院内研修へ参加したり，部署ごとの学習会で研鑽をしています。そこで，研究が行われているかは把握していません
専門領域 (職能団体など)	看護倫理の研修会があり，そのなかで研究や教育などで日々研鑽し，新たな知見の発見などの役割を担っている専門職者としての使命があることを学んでいます。それを，現場の看護師が意識して業務にあたっているかは把握していません

学習ニーズの把握

　そこで学習ニーズを把握するべく，エミ師長は「看護研究の実践に対して期待すること」と「私・組織・社会・専門領域からの期待（ありたい姿／あってほしい姿）」について，現状（今の姿）をどう捉えているのかについて，研修参加者にアンケート調査を行いました。その結果は表2-5のとおりでした。

　色文字の部分は，アンケートによってわかった事実です。そこで「学習者」とそこに最も近い環境である「組織」（黒の太い罫線で囲った部分）に着目して，下記のように学習ニーズを抽出しました。

①研究の計画的な進行ができるようになる
②実践にリンクした研究課題に取り組める
③研究の開始から終了（発表）までの一連の流れを体験したい
④研究過程を文書化する

　ここまでのプロセスを振り返り，エミ師長は言いました。
　「なるほど，みんなはこういうことを期待していたんですね。私は，2時間の研修で『看護研究とは』『看護研究に必要な倫理』『データの収集・分析』『プレゼンテーション方法』についてプレゼンし，所定の計画書の構成の説明を行うことに終始していました。そうではなく看護研究を計画的に進めるための学習，研究過程の文書化（計画書作成）が"できるようになる""やってみる（体験する）"学習のニーズがありそうですね」。

表2-5 A病院の「看護研究」レベル2の研修参加者の現状と理想とのギャップ

期待する立場	「ありたい姿／あってほしい姿」	今の姿
私 (研修参加者 自身)	・aさん「看護研究を計画的にできたらいいなと思う」 ・bさん「患者さんへのケアに何か工夫ができる研究には興味があります(こういう研究ができるようになりたい)」 ・cさん「〇〇先輩のように、学会で研究発表をしてみたい」 ・dさん「グループで研究をしたことがあるのですが、1人でやってみたいと思います」	・aさん「学生のとき、データ収集が遅れて、研究をまとめるのが大変だった経験があります」 ・bさん「自分の実践につながるようなことをテーマにするのは、今の自分には無理です」 ・cさん「そうは思っても、できるとは思っていません。ちゃんとした研究をしたことがないです」 ・dさん「やってみたいけど、具体的にどう動いたらいいのかわかりません」
組織 (看護部)	看護部のクリニカルラダーでは、「自らの看護実践のなかに研究課題を見つけ、研究計画書を作成できる」ことを期待している	・研究発表会や学会での看護研究発表は毎年4〜5題行われている ・ラダーレベル1を修了した人が部署の看護研究にかかわっているケースが少ない ・発表された看護研究の進行において、計画書が作成されていないことが多い
社会 (患者・家族、 一般市民)	看護研究自体は知られていないが、看護職が日進月歩の医療を担う立場として、新しいことや良質な医療に向けて研鑽している人たちであると思っていると推測される	・部署ごとの学習会では、病態や検査、治療の知識習得を目的にした内容が多く行われている ・看護研究を用いて、臨床の看護ケアを改善するための学習会の開催はほとんどない
専門領域 (職能団体など)	看護者の倫理綱領(日本看護協会)のなかに「良質な看護実践のために看護研究を行うこと」との記述があり、看護師に実践が期待されている	・看護研究が専門職者である看護師にとって必要なことであり、役割であることを8割の看護師が知っていた

ニーズのない研修は成果を生まない

　学習者のニーズは大切です。ただし、"やりたいこと"がすべて学習ニーズというわけではありません。Chapter1で院内研修の2つの役割を「**1人の専門職者としての看護師の育成**」と「**組織のミッションを遂行できる人材の育成**」であると示しました。"やりたいこと"がこの目的達成に必要なものか？（ニーズであるか）を見きわめる必要があります。

　エミ師長は気づきました。「病院と看護部の理念にある、急性期病院において高度な医療を安全かつ患者さんの安心を保証して提供していくためには、看護ケアを研究的な視点をもって改善していく必要があります。ですから、看護研究を計画的に進めるための学習、研究過程の文書化（計画書作成）が"できるようにな

る""やってみる（体験する）"ことが学習のニーズとして考えられます」。

　「たぶん，必要だよね」「きっと，○○が不足しているから，教えたほうがいいね」という推測で実施内容が決まってきたこれまでの研修。"そもそも，この研修ってニーズがあるの？"という問いを検証してみると，企画者の思い込みが多かったことに気づきます。ニーズが存在していない研修は，何の成果も生みません。そうした視点で院内の研修を点検してみませんか。

Key Point

IDの最初のステップである「ニーズ分析」を理解しました。

- ☐ 学習ニーズは「ありたい姿」と「今（現状）の姿」とのギャップのなかにあります。
- ☐ 「ありたい姿」を期待するのは私（学習者），組織（部署・病院），社会（地域），専門領域などでした。⇒院内の研修のニーズを抽出できましたか？
- ☐ ニーズのなかでも，私（学習者）のニーズが大事でした。
- ☐ ニーズを正しく把握するだけで，研修の中身が変わります。
- ☐ 学習を設計するときには，学習ニーズを基に進めていきましょう。

ワークシート❶　研修目標と組織理念とのつながり
上から順に項目を書き入れていくことで，研修目標を作成することができます。

組織理念	
看護部理念	

組織ニーズ

教育理念	
教育目標	

教育ニーズ

研修目標	

ワークシート❷　パフォーマンスギャップ

「求めるパフォーマンス」と「実際のパフォーマンス」の差が「ギャップ」ひいてはニーズになります。

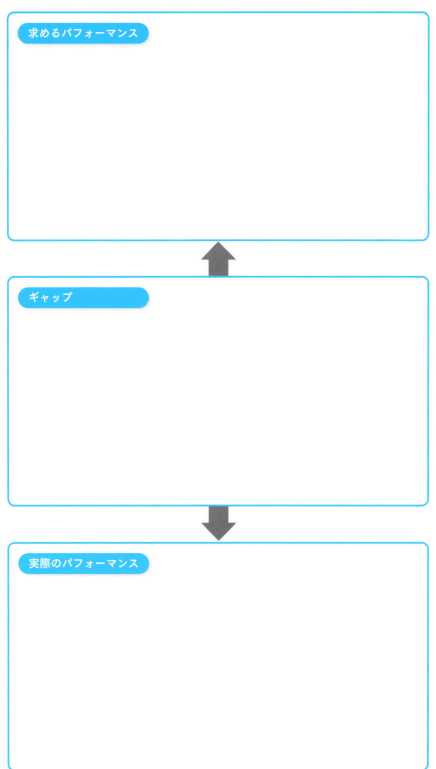

ワークシート❸　ニーズ情報の収集

期待する立場	期待する内容	実際のニーズ
私		
組織		
社会		
専門領域		

Chapter 4 教育のゴール分析

学習ポイント

- [ ] 教育のゴールと，学習者に対して学習を通じて何ができるようになるのかを明確に提示できるようになることを目指します。

教育のゴール分析とは

　Chapter3ではA病院における「看護研究の進め方」研修参加者の学習ニーズを明らかにしました。そこでは，「看護研究を計画的に進めるための学習，研究過程の文書化（計画書作成）を"できるようになる""やってみる（体験する）"」ことが，学習ニーズとして分析されました。

　「さあ，この学習ニーズに合った研修を計画するぞ！」とエミ師長はやる気満々です。……が，ちょっと待って！　いったい研修を通じて，何を，どこまで，どうするのでしょうか？

　ここで，Chapter2で紹介したメーガーの3つの質問を思い出してください（→p.27）。このうち，今回のテーマである「教育のゴール」を導き出す方法が，1番目の「学習目標」を問う質問，Where am I going?（どこに行くのか？）です。

- 何ができれば，研究を計画的に進められるようになるのでしょうか？
- 何ができれば，研究計画書が作成できるようになるのでしょうか？

　この「**何ができれば**」を明らかにすることこそが教育のゴール分析なのです。「何ができれば」が充足されれば，学習ニーズから分析した学習目標が現実のものになります。

　この構成要素をしっかりと見きわめることが，ゴール分析のポイントです！

「何ができれば」よいかを行動を表す表現で記述する

　インストラクション（学習の支援：Chapter2をご参照ください→p.21）を受けた結果として表れる，学習者の「変化した行動」が学習目標にあたります。

　学習目標は，教育計画の最初につくられるものですから，正確には「（このように）変化するであろう行動を記述したもの」を**教育のゴール**と呼びます。学習目標と教育のゴールはほぼ同義と考えてください。

　したがって，「何ができれば」よいかを**人間の行動を表す表現（言葉）で記述する**ことが，学習目標の策定ということになります。

学習成果分類を活用し，教育のゴールを記述する

　エミ師長が学習ニーズ分析から抽出した「研究計画書を作成できる」ようになるために，「何ができれば」よいかを一緒に考えましょう。

　その前に，人間の行動がどのように発生するかを知っていると，これから先の解説が腑に落ちやすくなりますので，「ごみを拾って捨てる」という行動を例に，「何ができれば，行えるようになるか」を示します。

　私たちが「ごみを拾って捨てる」ときには，次のような思考・行動が発生しています。

- 空き缶など使い終わったものが，道端などに所有者がわからない状態で放り出されているものを，一般的にごみと呼ぶ。
- 自分の目の前に転がっている，コーヒーの空き缶を「ごみ」と判断できる。
- 子どもの頃に，使い終わったおもちゃをおもちゃ箱にしまう（箱に入れる）ことを母親から学んだ。ごみを拾って捨てることを，そのときのように考えて行動すればいいんだ，と思える。
- 空き缶を拾い，ごみ箱に近寄り，3つの分別箱のなかで「カン，ビン」と書かれているごみ箱に空き缶を入れる。
- 落ちているごみを拾うことは，気持ちのいいことだし，おとなとして当然の行動だ。

このように，いくつかの思考・行動があり，どれが抜けても，「ごみを拾って捨てる」行動ができるようにはなりません。そこで，ごみ捨て学習を企画する際には，下記A～Eの学習目標が達成できるように考えていきます。

A．「ごみ」とはどのようなものであるかを知っていること。
B．A.で知った「ごみ」の理解を基に，目の前に転がっている空き缶をごみだと認識できること。
C．学習者の同じような過去の経験を思い出し，ごみ捨ての行動習得方法に転用する。ごみ捨ての方法は，おもちゃをおもちゃ箱にしまうようにすればわかる，と思える。
D．（捨て方を知って）自分の手を動かし，ごみ箱に空き缶を入れられるようになること。
E．「ごみを拾って捨てる」という美化行動は，人間の行いとして意味があると感じられること。

　ここが，ポイント！　学習目標を明らかにするため，「何ができれば」よいのかは，人間の行動を表す表現（言葉）で記述する必要がありました。つまり，**他者から観察できる行動で表現する**のです。

A'　誰かが"知っていること"は他者からは見えませんから，知っていることによってできる「行動」で表現します。→「ごみを説明できる」
B'　"認識できること"も他者からは見えませんから，認識することでできる「行動」で表現します。→「（いくつかのもののなかから）ごみであるものを選ぶことができる」
C'　"手段をもつこと"。これも「行動」で表現します。→「ごみを捨てる行動をしたときに，どうしてその方法をとったのかを他に連想した行動を用いて説明できる」※学習をとおして得られた学び方の成果です
D'　"ごみ箱に空き缶を入れる"行動は他者からも見えますね。
E'　"意味があると感じられること"は見えませんから，やはり「行動」で表現します。→「どうしてそうしたのかを説明できる」「（正しいと思うことを）複数の行動のなかから1つ選択して実施できる」

　インストラクションの結果，学習者の行動として確認できるものが教育のゴールでした。「ごみを拾って捨てること」ができるようになるためのゴールは，

A'〜E'の行動で網羅されました。

ガニェの「学習成果の5分類」

「何ができれば」よいかに関する人間の行動は,「学習成果分類」を活用して記述できます。「学習成果」とは「教育のゴール」とほぼ同義と考えてください。ここでは,オーソドックスな手法である**ガニェによる**「**学習成果の5分類**」(表2-6の色の罫線で囲ってある部分)を使って考えてみます。

ガニェは「学習目標を5つに分類することにより教育計画が大幅に簡素化されうる」と指摘しました[1]。彼によれば,学習者が目指す行動は「言語情報」「知的技能」「認知的方略」「運動技能」「態度」の5つの要素を通じて分類,表現することができます。それぞれの性質の特徴を表2-6でイメージしてみてください[2]。

● 研修計画における教育のゴールを5分類に分けてみる

何かができるようになるためには,複数の構成要素を達成する必要があることを知ったエミ師長は,「看護研究の進め方」研修の教育ゴールの1つ「研究計画書が書ける」ことを示す具体的行動を,記述してみました(表2-6の右端の列)。

表2-6 「看護研究の進め方」研修のゴールの学習成果別分類

学習成果の分類(ゴールの構成要素)	学習成果の分類に基づくゴールの具体的内容	課題の行動表現例(ゴールとする行動表現)	「研究計画書が書ける」ことを示す具体的行動
言語情報	指定されたものを覚える	記述する 説明する	序論・文献レビュー・概念枠組み・方法と手順・引用文献・添付資料の内容を説明できる
知的技能	覚えたルールを未知の事例に適用する	区別する 確認する 分類する 例証する 生成する	いくつかの論文の内容を序論・文献レビュー・概念枠組み・方法と手順・引用文献・添付資料に分けられる
認知的方略	学習を効果的にするための方略を習得	採用する 使う	何かを計画するという経験(例:旅行,クリスマスパーティーの料理)での考え方を転用して研究計画書の要素を説明できる
運動技能	自分が思ったとおり・学習したとおりに体を動かす	実行する する,書く 話す	研究計画書の所定フォーマットに必要な内容を記述できる
態度	人が行動する際,その行動を選ぶに至る気持ちを変化させる	する,しない 選択する	研究計画書を書き始めることができる

出典:Gagné RM, Wager WW, et al(著),鈴木克明,岩崎信(監訳):インストラクショナルデザインの原理.北大路書房,2007.をもとに作成

エミ師長はどうにか記述することができました。まずは，とりあえずでよいのです。完璧な研修計画を最初からつくろうとは思わないことです（そもそも完璧なんてありません）。まず，分類し，記述してみます。そうすれば，明らかな改善点がわかるからです。このプロセスを繰り返すことで，次はさらに改善することができるのです（これを**形成的評価**と呼びます）。

「私の研修を受ける受講者は，こんなに多くの『具体的行動』ができるようにならないと，『研究計画書を書くこと』はできないわけだ……」。

そうです！　1つの学習ニーズを達成するためには，複数の"できること"が必要になるわけです。でも，難しいのではないかと思われる事柄でも，パーツ（課題）別に分類してみると，案外，平易に見えてきます。

何ができれば，説明できるのか

エミ師長，ちょっと肩の荷を下ろしたかと思えば，難しい顔をしています。

▶言語情報の課題

言語情報の課題である，「序論・文献レビュー・概念枠組み・方法と手順・引用文献・添付資料の内容を説明できる」を考えていました。「**何ができれば，説明できるのか**」。禅問答のようになってきましたが，実は大事なポイントです。

例を示します（図2-2）。

▶知的技能の課題

知的技能の課題である「いくつかの論文の内容を序論・文献レビュー・概念枠

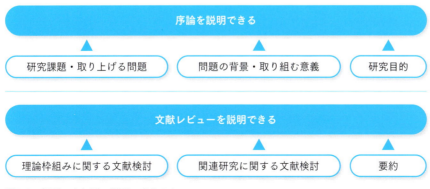

図2-2　何ができれば，説明できるのか

組み・方法と手順・引用文献・添付資料に分けられる」を具体的に図にしてみます（図2-3）。

実は知的技能には，そのなかにも4つの階層（図2-4）があります（人間の知的活動にはさまざまに複雑性の差があるのと同じです）。

▶運動技能の課題

運動技能の課題である「研究計画書の所定フォーマットに必要な内容を記述できる」を具体的に図にしてみます（図2-5）。

▶態度の課題

態度の課題である「研究計画書を書き始めることができる」を具体的に図にし

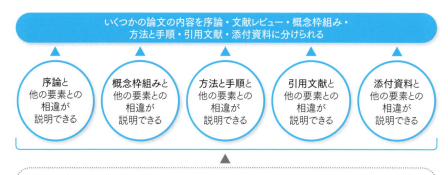

図2-3　知的技能の課題を達成するために必要とされる要素

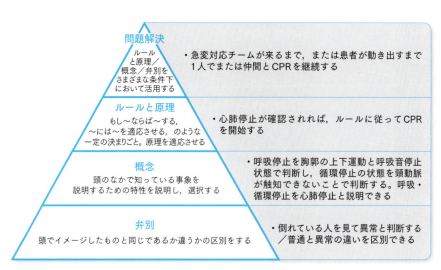

図2-4　知的技能の4つの階層
出典：Gagné RM, Wager WW, et al（著），鈴木克明，岩崎信（監訳）：インストラクショナルデザインの原理．北大路書房，2007．p.73, 図4-1をもとに作成

てみます（図2-6）。

　態度の課題は，他の要素と異なり，下位要素により"〜ができる"という表現になっていますが，求めているのは，"〜ができる"のような体験から，「そうすることの価値・意味」を感じ取ることです。その結果として学習課題の態度課題の達成が導かれていくのです。学習者の心の中を変えようとする内容です。

▶認知的方略の課題

　認知的方略の課題は「何かを計画するという経験（例：旅行，クリスマスパーティーの料理）での考え方を転用して研究計画書の要素を説明できる」です。

　この課題は，他の課題を実施する過程で，「その行動をとった理由」として可視化されます。効果的に教育のゴールである行動ができるようになるためのコツがつかめたかが狙いですから，ゴールを下位に分析する必要はないでしょう。

　クリスマスパーティーの料理のプランニングの経験がどのように研究計画書作成に転用されるかを表2-7に示します。研究計画書の作成とともに一般形を示す考え方が共通にあります。この一般形に示した考え方を転用するということが認知的方略になります。

＊　　＊　　＊

　さあ，エミ師長。看護研究の進め方研修のニーズ「研究計画書が書ける」に対する教育のゴールを明らかにすることができました。学習者のみなさんに研修を

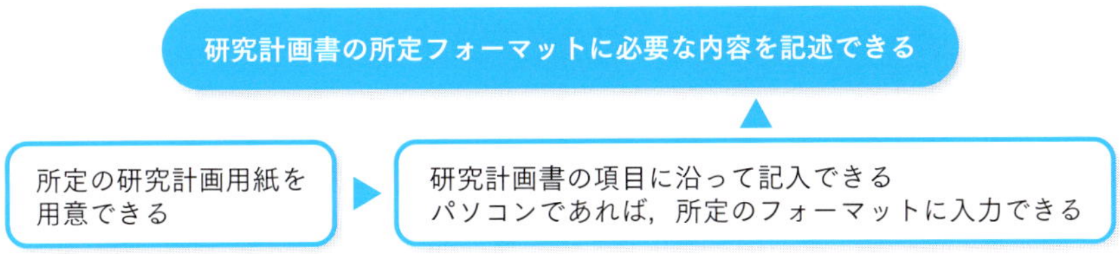

図2-5　運動技能の課題

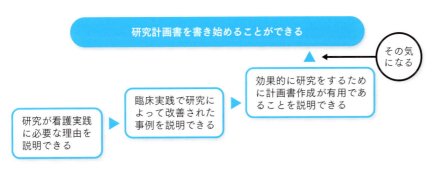

図2-6　態度の課題

表2-7 認知的方略の例示
クリスマスパーティーの料理のプランニングを研究計画書作成に転用する。

クリスマスパーティーの料理のプラン	研究計画書作成	一般形
子どもが多いクリスマス会みんなで楽しめる会にしたい	【序論】 研究の意義，背景，目的	計画するに至った状況，経緯，目的
最近の子どもが好む料理をインターネットで探してみる	【文献レビュー】 文献検討，要約	目的に関連した情報を集める
立席か着席かのどちらかにする	【概念枠組み】 概念定義，概念モデル作成 用語の定義 研究前提の明確化	計画の前提 範囲を設定する
買い物は前日にする 10人分の材料を用意する 2人で12時から料理を始める	【方法と手順】 研究デザイン，データ収集方法，分析方法，倫理的配慮，など	計画を実行する 段取りを決める
インターネットからダウンロードしたレシピ 料理本	【引用文献，添付資料】 同意書，説明文，アンケート用紙など	実行するときにあると便利なもの 必ず必要なものを用意する

通じて「どのような行動ができるようになるのか」をはっきりと提示することができそうですね。

「たくさんありそうだけど，よく見るとすでにできていることも含まれていそうだわ……」。そうです，実際に習得済みの課題もあるはずです。これはChapter5「学習者分析・コンテクスト分析」で整理していきます。

Key Point

> 「何ができれば」を明らかにすることが教育のゴール分析と理解しました。
>
> ☐ 研修に参加しても臨床実践で活用できることが少ないという声がありました，それは"できる"ようになるためのゴールを設定していなかった可能性があります。
>
> ☐ その設定したゴールを5つの学習成果に分類し，さらにそれぞれを下位のゴールに分類します。
>
> ☐ この分類を使って現状の研修目標として記述してあるものを見直してみませんか。ゴールは「○○できる／する」で記述しましょう。

引用・参考文献
1) Dick W, Lou C, et al（著），角行之（訳）：はじめてのインストラクショナルデザイン．pp.34-53，ピアソン・エデュケーション，2004．
2) Gagné RM, Wager WW, et al（著），鈴木克明，岩崎信（監訳）：インストラクショナルデザインの原理．pp.52-119，北大路書房，2007．

Chapter 5 学習者分析・コンテクスト分析

学習ポイント

- ☐ 学習者の，学習するうえで必要となる条件を明らかにします。
- ☐ 「学習者分析」で学習者自身の特性を明らかにします。
- ☐ 「コンテクスト分析」で学習者それぞれの「状況」を分析しましょう。

学習課題に取り組む学習者の状況

　研修とは，教育を実施する側の都合で行うものではなく，学習者のニーズを充足することを目的に実施するものであることがわかりました（Chapter3「ニーズ分析」を参照してください→p.30）。

　そして，教育の「目標」では，どこを目指して学ぶのかを具体的に示す必要があって，「何ができれば（どのような行動ができれば）」ゴールに到達できたと判断できるのかを，研修企画の最初に明示することが必要でした（Chapter4「教育のゴール分析」を参照してください→p.41）。これまで，研修計画を行う際に，企画者の感覚や思い込みで行ってきたことが効果的・効率的・魅力的な研修企画を難しくしてきたこともわかりました。

　エミ師長，抽出できた学習課題から実施したい企画があれこれと頭に浮かんできて，張り切っています。……が，ちょっと待ってください。
　エミ師長「えっ！　まだ，何かあるんですか？」
　そうです。その学習課題に取り組む学習者の事情を加味しなくていいのでしょうか？　エミ師長が考えた研修企画はおそらく，「エミ師長自身が学習するとしたなら……」「エミ師長の知っているスタッフが学ぶならば……」という，架空の事情を無意識のうちに想定して考えられたものでしょう。しかしそれは，実際の学習者の事情ではありません。エミ師長が陥りかけたワナは，ここにあったのです。

学習者個々が抱える「状況」とは

　同じ学習課題を前にしたとき，それをどう扱うかは，学習者間で個人差があります。この個人差を無視してしまうと，せっかく研修企画を考えても学習効果は上がりません。みなさんもきっとこうした経験をしていますね。
　「少し知っていること」「関心のあること」に関連した内容であれば，少々難しくてもチャレンジしようと思うものですが，初めて聞く事柄や，自分の実践に関係のないこと，難しそうなことは避けたいと思いますよね。
　このように，ある学習課題を前にして学ぼうとするときには，学習者個々に状況があります。この状況を捉えることは，効果的・効率的・魅力的な学習を企画するためには絶対必要なものなのです。そして状況には，学習者自身のなかにあるものと，学習者の外にあるものとがあります。
　この状況を捉えるために行うプロセスが，学習者分析とコンテクスト分析です。
　では，エミ師長の抱える「看護研究の進め方」研修の「学習のゴール」を参照しながら，学習者分析とコンテクスト分析を行ってみましょう。

学習者分析

　「学習者分析」とは，学習者自身の特性を明らかにすることです。学習者自身の特性とは，「現在，どのような学習レベルにあるか」「学習に関する興味・関心ごとは何か」といったことです。以下に，特性を明らかにするときに考えるべき4つの要素を示します。

▶**学習課題に対して，どのような知識・技術をどの程度もっているか**
　学習課題のすべてを知っている（実行できる）のであれば，そもそも学習の必要はありません。全く知らなければ，白紙からのスタートになります（実際にはこのケースは多くありません）。また，知っていることやできることがいくつかある場合は，その内容を明らかにします。これが，研修企画の前提になります。また，学習者個々がもつ一般的な学習基礎力（記憶力，概念化力，記述力など）も有用な情報です。

表2-7 ARCSモデルが示す学習動機

項目		特徴(学習者の思い・気持ち)
Attention	注意	「面白そう！ 何かありそう！」興味・関心がある
Relevance	関連性	「自分にとって意味がある！」やりがい・意義がある／ありそう
Confidence	自信	「やれそう！」課題の達成に成功の期待がある
Satisfaction	満足感	「やってよかった！ 次もやりたい！」学習経験の振り返りで感じる

出典：Keller JM（著），鈴木克明（監訳）：学習意欲をデザインする―ARCSモデルによるインストラクショナルデザイン．北大路書房，2010．をもとに作成

▶学習態度

　研修そのものに対して，学習者が抱く考え方は多様です。「どうせ，こんなこと知っても意味ないよ」と否定的に思っている人と，「いろいろ知りたい」と思っている人とでは，研修への取り組み方が違いますね。学習者の態度から学習内容に対する思い（ニーズ）を知ることができます。

▶学習動機づけ

　学習課題に対して学習者個人がどのくらい興味・関心をもっているのか，つまり学習への動機づけを明らかにします。無関心よりもその学習に関心が向けられているほうが学習内容を受け入れやすくなります。動機づけされているレベルもさまざまです。表2-7に示すように，ARCSモデル[1]を用いて学習者が学習内容に関してどのような期待をもっているかを探ります。

▶学習スタイル

　学習スタイルは，個別性が高いものです。そして，自分の好みでない学習スタイルでは学習効果があがりません。例えば，何かのスキルを習得する際に，1人でじっくり考えながら行う人がいる一方で，複数人でいろいろな手段を試すことを好む人もいます。対話をなくし，じっくり1人で習得する学習スタイルを指定した場合，後者のタイプの学習者では学習課題の達成が難しくなります。

コンテクスト分析

　次に，学習者固有のコンテクスト分析を行います。コンテクストとは「状況」のことです。「学習コンテクスト分析」「パフォーマンスコンテクスト分析」の2つの側面から分析を加えます。

学習コンテクスト分析

　学習コンテクスト分析では，学習をする際の学習者の外にある環境要因を明らかにします。学習者がスキルを学ぶ状況を分析するプロセスです。

▶使える学習施設
　研修室が使える，病棟の一部を使える，ベッドを使える，パソコンを使えるなど，学習に使用するハード面が該当します。

▶使える教材
　シミュレーション用のシナリオ，ビデオ，図書，スライド，説明できるスタッフ，一緒に学習する人など，学習に使えるソフト面が該当します。

▶制約
　使える時間，使える期間，使える手段，使える予算など，学習をするうえで，活用に範囲のあること（もの）や，前提として存在する"変えられない"環境が該当します。

パフォーマンスコンテクスト分析

　学習した事柄は，学習者自身が実践することで，結果として実を結びます。そこには，実践の場や状況に起因する要因が存在します。そこで，学習者が学んだスキルを使う状況（コンテクスト）の分析が必要になります。

▶上司の支援
　学習した事柄を実践する場を調整したり，実践支援者を提供したりすることは，現場の上司の采配の影響を受けます。

▶学習内容と実践する場との関連性
　そもそも学習する内容が実践と関連していなければ，学習内容を実践する場はありません。Chapter3「ニーズ分析」で学んだ「組織（部署）のニーズ」がこれを表しています。職場で必要とされるパフォーマンスが学習内容とリンクしているかが影響要因になります。

▶実践の物理的・社会的状況

学びを実践するうえで必要な資機材があるか（使用可能か），を明らかにします。また，実践する際に影響を受ける人的要素を知ります。例えば，学習者が所属する環境に同じ実践ができる人がいるかどうかや，その実践をチームで行うのか，1人で行うのかといった状況が該当します。

＊　＊　＊

エミ師長はとても納得した表情をしてうなずいています。「そうよ，そうなのよ！　私がどんなに頑張っても，現場の協力がないとすべてが水の泡だし，そもそも研修受講者は師長に言われて受動的に参加していて，内心では"この研修には意味がない"って思っていたはず」。そうでした。エミ師長の「看護研究の進め方」研修は，事後アンケートで散々な結果でした。Chapter3「ニーズ分析」では学習者のニーズを知ることで，改善できることを学びましたが，今回，新たに「学習者の事情」や「コンテクスト」の影響がとても大きいことを学んだエミ師長。「学習者の事情とコンテクストの要素を踏まえないで企画したことが失敗の原因だったのね……」と気づき，さっそくこれらを分析しようと考えました。

エミ師長「……と，思ったけど，分析に必要な情報をまだもっていなかったわ」。

分析に必要な情報を収集する

エミ師長は，「看護研究の進め方」研修の学習者分析とコンテクスト分析を開始しました。

▶学習者分析

学習者の声が必要です。学習者への直接インタビューやアンケートが有効です。既習の知識はテストで確認できます。

▶学習コンテクスト分析

ハード面の情報は，施設の観察や管理者の聞き取り調査から収集できます。ソフト面も，実際の教材を観察したり，管理者への聞き取りを行うことで収集が可能です。さらに，教育にかかわる人材を把握するにはインタビューが有効です。

▶パフォーマンスコンテクスト分析

　実践現場の管理者・勤務者へのインタビューや，現場の観察によって情報収集ができます。病院組織では，施設基準を記載した記録物も活用可能です。

　上記に沿って，分析する項目を挙げ，誰に，どのような方法で情報を収集するかについて書きだしました（表2-8）。調査の対象は，各部署から選出し，受講者が複数名のところは，各部署から1名を選出しました（表2-9）。

　エミ師長，データを前にして目を丸くしています。「こんなにたくさんの背景があったなんて……」。そうです。学習者を取り巻くさまざまな事情を分析，考慮することに，スタッフを育成する管理者の役割があるのです。その1つが研修企画なのですね。研修担当者であり，師長でもあるエミ師長は，対象（スタッフ）の事情を把握することの重要性を感じています。

　さあ，これで研修企画に必要な分析ができました。これらの情報を基に，いよいよ研修企画に向かいましょう！

　すでに実施したことのある研修で，学習者の事情を考慮できていた企画はありますか？　あの研修のあの部分，この研修のこの部分……というように洗い出してみましょう。こうした配慮をするだけでも，あなたが企画した研修の人気が高まるかもしれませんね！

表2-8　学習者・コンテクスト分析の情報収集例

分析項目	分析内容	誰に	どのように
学習者分析	課題に対してもっている知識・技術	受講者	アンケートまたは知識テスト
	学習態度	受講者，上司	聞き取りまたはアンケート
	学習動機づけ	受講者，上司	聞き取りまたはアンケート
	学習スタイル	受講者	聞き取り
学習コンテクスト分析	使える学習施設	上司，部署の人	聞き取りまたはチェックリスト
	使える教材	上司，部署の人	聞き取りまたはアンケート
	制約	受講者，上司，部署の人	聞き取りまたはアンケート
パフォーマンスコンテクスト分析	上司の支援	上司	聞き取り
	学習内容と実践する場との関連性	受講者，上司，部署の人	聞き取りまたは現場観察
	実践の物理的・社会的状況	上司，部署の人	聞き取りまたはアンケート

表2-9 学習者・コンテクスト分析の情報例

分析内容	結果
課題に対してもっている知識・技術	研究計画書の項目名は答えられるが，その内容を説明できる学習者の割合が低いことがわかった
学習態度	研究ができるようになる必要があるし，なりたいと思っているが，自分には難しいし，研修に参加したからできるようになるとは思えない。参加したら強制的にやらされそうなので，参加も躊躇する。興味・関心をもって積極的に実施したいと思っている人は少ないし，勧めても断るスタッフが多いように思う
学習動機づけ	ARCS（表2-7）のA/Rが少しだけある
学習スタイル	講義を聞くと眠くなってしまう。日々の実践（業務）のなかで行うと理解しやすいと思っている
使える学習施設	インターネット検索，PCは24時間使える。図書室は看護系の資料が少ない。部署の図書はなく，雑誌の定期購読は1誌のみ。スタッフが集まってミーティングする場所は休憩室で，食事時は使えない
使える教材	看護研究の研修を修了したスタッフが各部署に2名以上いる。学会発表の経験者がいる部署といない部署がある。学術団体の編集委員会委員を務めるスタッフが院内に2名いる。看護研究を推進する看護研究委員が各部署に1名いる
制約	勤務中に研究を行う時間がとれる部署はなく，勤務時間外が学習時間になる。日勤終了は17時の部署と21時の部署があり，研修開始時間は一律にできない。本年度看護研究研修に関する看護部予算は5万円
上司の支援	研究計画書の作成の経験があると答えた師長が50％。計画書作成の指導ができると答えた師長は30％。部署内で研究を支援する風土があるのは40％だった
学習内容と実践する場との関連性	看護研究と看護実践との関連性があるとの答えは全体の90％。研究実践と研究計画書との関連性があるとの答えは60％（受講者・部署の人）。上司の100％が関連性はあると答えた。文献の知見をケアにいかそうとしている部署が2か所あった
実践の物理的・社会的状況	研究計画書の作成は研修参加者自身が個人ワークとして行う部署と個人の課題を作成したグループで共同作業として行う部署があった。個人の課題を研修課題にしようと考えている部署と部署の課題を研修参加者の課題と設定している部署があった

Key Point

研修を企画するときには，学習者の事情を考慮する必要があります。

☐ 学習者が置かれているさまざまな「事情」を明らかにします。

☐ 「事情」を捉えるために行う「分析」は，学習者自身のこと（学習者分析），学習環境のこと（学習コンテクスト分析），学習効果を実践で活用する環境（パフォーマンスコンテクスト分析）が重要な要素になっています。

☐ その把握のために「学習者分析」「学習コンテクスト分析」「パフォーマンスコンテクスト分析」を行います。

引用・参考文献
1) Keller JM（著），鈴木克明（監訳）：学習意欲をデザインする―ARCSモデルによるインストラクショナルデザイン．北大路書房，2010．
2) Dick W, Carey JO, Carey L（著），角行之（監訳）：はじめてのインストラクショナルデザイン．pp.100-125，ピアソン・エデュケーション，2004．

ワークシート❹ 学習者・学習コンテクスト・パフォーマンスコンテクストの分析

分析項目	分析内容	分析内容例	実際の状況
学習者（学習者自身）の分析	課題に対してもっている知識・技術	課題に対してどのような知識をどの程度もっているか	
	学習態度	学習内容に対する思い（ニーズ・価値観）を表す姿勢・行動など	
	学習動機づけ	学習課題に対して，個人がどのくらい興味・関心をもっているか	
	学習スタイル	個人の好みの学習方法（独学，集合，演習など）	
学習コンテクスト（学習環境）の分析	使える学習施設	研修室が使える，病棟の一部を使える，ベッドを使える，パソコンを使えるなど学習に使うハード面など	
	使える教材	シミュレーション用のシナリオ，ビデオ，図書，スライド，説明できるスタッフ，一緒に学習する人など学習に使えるソフト面など	
	制約	使える時間，使える期間，使える手段，使える予算など学習をするうえで活用可能範囲のあること（もの）や前提として存在する"変えられない"環境など	
パフォーマンスコンテクスト（実践状況）の分析	上司の支援	学習したことを実践する場を調整したり，実践支援者の提供などは現場の上司の采配	
	学習内容と実践する場との関連性	職場で必要とされるパフォーマンスと学習内容とのリンク	
	実践の物理的・社会的状況	実践するうえで必要な資機材があるか（使用可能か）。実践する際に影響を受ける人的要素。例えば，同じ実践ができる人の有無や実践をチームで行うか，1人で行うかなど	

ワークシート❺　情報収集できなかったときのためのニーズ収集手段

分析項目	分析内容	誰に	どのように	収集計画
学習者分析	課題に対して，もっている知識・技術	受講者	アンケート 知識テスト	
	学習態度	受講者 上司	聞き取り アンケート	
	学習動機づけ	受講者 上司	聞き取り アンケート	
	学習スタイル	受講者	聞き取り	
学習コンテクスト分析	使える学習施設	上司 部署の人	聞き取り チェックリスト	
	使える教材	上司 部署の人	聞き取り アンケート	
	制約	受講者 上司 部署の人	聞き取り アンケート	
パフォーマンスコンテクスト分析	上司の支援	上司	聞き取り	
	学習内容と実践する場との関連性	受講者 上司 部署の人	聞き取り 現場観察	
	実践の物理的・社会的状況	上司 部署の人	聞き取り アンケート	

Part 3

設計
design

Chapter 6 パフォーマンス目標

学習ポイント

- [ ] 研修計画の具体的な教育の「設計」を解説します。
- [ ] まずはこれまでに学んだ「ニーズ分析」「ゴール分析」「学習者・コンテクスト分析」の結果を統合して，設計の"灯台"になる「パフォーマンス目標」を明示します。

教育計画の「設計」とは

　研修計画のリベンジに燃えるエミ師長，スタッフのニーズを知り，目指すべき学習成果が目に浮かび，スタッフの学習事情もわかったところです。

エミ師長：もう大丈夫！　研修の内容がイメージできたので，1か月後に2時間の研修をするために研修室も予約してきたわ！
看護部長：待ってください，エミ師長。その2時間の学習目標は何でしょう？
エミ師長：はい！　教育のゴール分析で明らかにした5項目です。
看護部長：……エミ師長，落ち着いて一緒に考えましょう。

● コンテクストを踏まえながら，ゴールに向かって研修を計画・実施する

　Chapter4の「ゴール分析」では，「研究計画書が書ける」という研修参加者の教育ニーズに基づき，教育計画を立てるために，「教育のゴール」を具体的に設定しました。漠然としていた教育計画は，学習成果分類で学習者の目標を行動レベルで表現することで明確になりましたね。エミ師長はこの分析結果を研修の目標に置いたわけです（→p.41）。

　これらは，必ずしも1回の研修ですべてを網羅できることを表しているのでは

ありません。あくまでも教育ニーズを充足するためのゴールを示しています（ニーズを満たす能力・学習成果）。Chapter4で「何ができれば『できる』と言えるのか」と表現したゴールの設定には，それを達成するために下位に存在している要素があることを活用します。

　エミ師長，腑に落ちない顔をしています。「ゴールに向かって研修を計画・実施する。学習者の事情を考えながら……」そう，それでいいのです。これが教育計画の基本的な考え方です。この考え方をベースに教育計画を効果的・効率的・魅力的に組み立てることが，本書のテーマでもある「（教授）設計」（インストラクショナルデザイン：ID）なのです。

「教育ゴール」と「学習・パフォーマンスコンテクスト分析」を統合する

　Chapter1ではIDの代表的プロセスモデルとして「ADDIEモデル」を紹介しました（→p.14）。この最初のステップである「A」（analysis：分析）として，本書でこれまでに学んだ「ニーズ分析」「ゴール分析」「学習者・コンテクスト分析」を実施し，教育課題の分析（看護過程における「情報収集」と「アセスメント」）を終えたところです。そしてこれから，「看護計画立案」にあたるD（design：設計）を行っていきます。

　看護過程では身体的・社会的・精神的側面の問題を個人の問題として統合しますね。それと同じように，学習ニーズと課題，そこにある事情を統合し，具体的計画である設計に入るのです。

　では，「設計」の前段階として，「A」で収集・分析した情報を統合しましょう。具体的には，教育のゴールである「研究計画書を書く」に，「学習・パフォーマンスコンテクスト分析」の情報を次のように追加・統合します。

- 「学習コンテクスト」を追加した学習場面の最終目標（研修場所における最終目標）
  ⇒「研究計画書を書く」＋「看護研究研修修了者と病棟師長が看護研究チューターとなり，仮想の情報を基に研究計画書を所定書式で作成できる」
- 「パフォーマンスコンテクスト」を追加した教育のゴール（臨床現場における最終目標）
  ⇒「研究計画書を書く」＋「各部署の看護実践場面から研究課題を見いだし，部署ごとに取り組む研究の計画として，病棟会議のなかで承認を得た研究計画書が所定書式で作成できる」

パフォーマンス目標とは

　パフォーマンス目標とは，1回のインストラクションのあとに，学習者ができるようになる内容を定めたものです。ゴール分析で挙げたものは，この研修計画のすべてを終えたときにできるようになるものです。ゴール分析の結果がニーズ分析と直結しているのは，どちらも最終的にありたい姿を表しているからです（Chapter3参照→p.32）。

　インストラクションとは学習課程の支援を目的にした活動のことでしたね。ユミ師長は，1か月後に2時間の研修時間を確保しています。これを1回のインストラクションとして，達成するパフォーマンス目標を立案することになります。

　ただし，先に研修時間を決めていなければ，1回のインストラクションで達成したいパフォーマンス目標から必要な研修時間を設定できることになりますね。この違いを説明できますか？

　この違いを図3-1で図解してみました。

　①では，学習課題の取り組みに必要な場所・時間・教材を設定しています。

　②では，学習課題を決められた時間のなかで取りくめるよう場所と教材を設定しています。

　Chapter5「学習者分析・コンテクスト分析」では，学習者の事情を踏まえて研修計画に加味する必要性を学びました。研修時間が制約されれば，それに応じた設計が必要になり，インストラクションの内容が変わるのです。

　パフォーマンス目標は「**1インストラクションごとに達成する目標**」ですから，例えば，2時間の研修であるパフォーマンス目標を達成しようとしたときには，この2時間の研修は1つのインストラクションといえます。ということは，この場合の研修目標はパフォーマンス目標とほぼ同じということです。逆に，2時間の研修のなかに複数のインストラクション（パフォーマンス目標）が存在していることもあります。

パフォーマンス目標の立案手順

　パフォーマンス目標を立案するために必要な材料は3つの要素から構成されます（表3-1）。

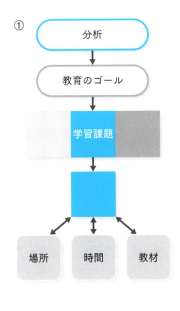
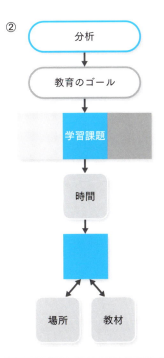

図3-1　研修時間の制約

表3-1　パフォーマンス目標立案のための3つの要素

要素1：下位要素……ゴール分析で抽出した学習成果の下位要素「学習者が『できる』ようになるために，『できる』必要があること」[1]
要素2：前提要素……コンテキスト分析で明らかにした学習上，もしくは実践上の状況・条件[2]
要素3：評価要素……学習者の学習もしくは実践の成果を評価する基準

＊1）一例として，Chapter4の図2-3（→p.46）が該当。
＊2）一例として，Chapter5の表2-9（→p.55）が該当。

　このうち「下位要素」は学習成果として抽出した個々の要素，「前提要素」はその学習成果を期待するために前提として必要な条件が該当します。Chapter4とChapter5で扱った内容です。

　そして，3つ目に「評価基準」を設定します。なぜ評価基準が必要なのでしょうか。これは，評価するターゲットとなる行動を表す表現が，必ずしも同じ質を表していない場合があるからです。

● パフォーマンス目標の3つの要素

パフォーマンス目標を立案するための3つの要素を具体的に確認します（表3-1）。

▶要素1：下位要素
⇒ゴール分析で抽出した学習成果の下位要素

【学習者が『できる』ようになるために『できる』こと】（Chapter4「教育のゴール分析」参照）

表3-2の色地の部分が該当します。

▶要素2：前提要素
⇒コンテキスト分析で明らかにした学習上，もしくは実践上の状況・条件

【コンテキスト】（Chapter5の表2-9「学習者・コンテキスト分析の情報例」→p.55）

- 課題に対してもっている知識・技術：研究計画書の項目は答えられるが，内容の説明ができる学習者の割合が低い。
- 学習態度：研究の必要性はわかっているけど，実践の自信はないし，研修に参加したら，絶対に（研究を）やらされそうで，積極的に参加したくない。
- 学習動機づけ：看護実践との関係性を少しは感じている（ARCSのA/Rが少し）。
- 学習スタイル：講義では眠くなってしまう。
- 使える学習施設：ネット環境は24時間。ミーティング会場は少ない。
- 使える教材：看護研究の研修を修了したスタッフが各部署に2名以上いる。
- 制約：勤務時間外にしか研修時間は確保できない。
- 上司の支援：研究計画書作成の指導ができる師長は30％。
- 学習内容と実践する場との関連性：看護研究と看護実践は関連していると思うが，研究計画書と研究実践との関連性はあまり感じていない。
- 実践の物理的・社会的状況：部署内の課題を個人研究として扱う部署と，部署の共同研究として扱う部署とがある。

▶要素3：評価要素
⇒学習者の学習もしくは実践の成果を評価する基準

例えば，「りんごの絵を赤く塗りましょう」という塗り絵の課題があったとし

表3-2 学習のゴール「研究計画書が書ける」学習課題の下位要素とその前提要素

No.	学習課題	下位要素	前提要素
1	【言語情報】序論・文献レビュー・概念枠組み・方法と手順・引用文献・添付資料の内容を説明できる*1	序論を説明できる	・研究課題・取り上げる問題を説明できる ・問題の背景・取り組む意義を説明できる
		文献レビューを説明できる	・理論枠組みに関する文献検討を説明できる ・関連研究に関する文献検討を説明できる ・要約を説明できる
		概念枠組みを説明できる	・概念の定義を説明できる ・仮説を説明できる ・研究の前提を説明できる
		方法と手順を説明できる	・研究デザインを説明できる ・研究対象と標本数を説明できる ・データ収集方法と標本の測定方法を説明できる ・測定用具とデータ収集項目を説明できる ・信頼性と妥当性を説明できる ・データ分析方法を説明できる ・倫理的配慮を説明できる ・予算と研究進行予定を説明できる
		引用文献を説明できる	・引用文献と参考文献を説明できる
		添付資料を説明できる	・調査説明文書と同意書を説明できる ・データ収集用紙，測定用具を説明できる
2	【知的技能】いくつかの論文の内容を序論・文献レビュー・概念枠組み・方法と手順・引用文献・添付資料に分けられる*2	・序論と他の要素との相違が説明できる ・概念枠組みと他の要素との相違が説明できる ・方法・手順と他の要素との相違が説明できる ・引用文献と他の要素との相違が説明できる ・添付資料と他の要素との相違が説明できる	・序論・文献レビュー・概念枠組み・方法と手順・引用文献・添付資料が説明できる
3	【認知的方略】何かを計画するという経験（例：旅行，クリスマスパーティーの料理）での考え方を転用して研究計画書の要素を説明できる	何かを計画するという経験を思い起こすことができる	*1 *2の成果を転用することが認知的方略として存在することから，言語情報・知的技能の学習成果が前提要素の位置づけになる
4	【運動技能】研究計画書の所定フォーマットに必要な内容を記述できる	・研究計画書の項目に沿って記入できる。パソコンであれば，所定のフォーマットに入力できる	・論文の内容を序論・文献レビュー・概念枠組み・方法と手順・引用文献・添付資料に分けられる ・所定の研究計画用紙を用意できる
5	【態度】研究計画書を書き始めることができる	・臨床実践で研究によって改善された事例を説明できる ・効果的に研究をするために計画書作成が有用であることを説明できる	・研究が看護実践に必要な理由を説明できる ・臨床実践で研究によって改善された事例を説明できる*3

*1 *2 これらの行動を研究計画書項目を理解する能力と理解し，それを活用する行動を"学習行動"として学ぶ認知的方略に該当する部分。"学習内容"を示している他の項目とは相違がある。
*3 態度領域の学習内容を表すもので，前提要素を基に下位要素が習得され，それが次の前提要素となり，学習成果の下位要素を導く構造になっている（矢印の進行）。

図3-2　評価の基準を示す「塗る」作業の質

ます。色の選択の正解は赤色1つですが，その行動（塗り方）には「濃く塗る」「輪郭だけを塗る」「輪郭をはみ出さないで塗る」などさまざまなレベルがあります（図3-2）。

　どのレベルの成果を期待するか，教育のゴールで期待するニーズの充足として求められる行動のレベル，行動の範囲を，評価基準とします。その行動のレベルが"販売用ポストカードのりんごのイラストを赤く塗りましょう"だとしたら，きっと「輪郭からはみ出ずにむらなく赤く塗られている」という評価基準を置きますね。あるいは"みんなで楽しく，りんごの絵を赤く塗りましょう"というレベルであれば，「みんなで作業を行うことができ，赤く塗られている」ことが評価基準となるでしょう。

　このように，パフォーマンス目標の設定にあたっては，目標となる行動のレベルを「○○の状況で／○○を用いて」（前提要素），「△△を」（下位要素），「□□のように書ける・説明できる・読み上げられる等」（評価基準）という文章で記述します。

　具体的な立案方法は，「研究計画書を作成できる」という教育ゴールに向けたパフォーマンス目標を用いて例示していきます。

パフォーマンス目標の立案
──看護研究の進め方を事例に

　エミ師長の「看護研究の進め方研修」のパフォーマンス目標を立てます。

　まずは，学習コンテクストのパフォーマンス目標を立案します。学習コンテクストとは，実際に行うのでなく，手技・知識を学ぶために設けられた環境（研修・セミナー・eラーニングなど）の状況をいいます。エミ師長が教育担当師長として考えている設定は，2時間の勤務時間外に実施する研修です。これに関連するコンテクストをコンテクスト分析から引用します。

　学習コンテクストにおける最終目標は，「**看護研究研修修了者と病棟師長が看**

護研究チューターとなり，仮想の情報を基に研究計画書を所定書式で作成できる」（コンテクスト＋教育ゴール）。

その目標に達成に向けた1つのインストラクション（研修）目標となる学習コンテクストのパフォーマンスは以下のとおりに立案されます。

学習のゴール（下位要素） ＋ コンテクスト（研修） ＋ ゴールの基準 ＝ 学習コンテクストのパフォーマンス目標

（例）

研究課題・取り上げる問題と問題の背景・取り組む意義を材料に序論を説明できる ＋ 2時間の研修。師長と研修修了者のチューターを置くグループワーク ＋ 自分の言葉で説明する ＝ 学習コンテクストのパフォーマンス目標（研修目標）

学習コンテクストパフォーマンス目標（研修目標）を文章化すると，次のようになります。

- チューターを置くグループディスカッションで，研究計画書の序論を研究課題・取り上げる問題・問題の背景・取り組む意義の側面から説明できる。

このように，分析で抽出した要素を組み合わせることで，パフォーマンス目標が立案できます。

2時間の研修（1つのインストラクション）でもっとたくさんのパフォーマンス目標を扱えそうですね。下位要素の「文献レビューを説明できる」「概念枠組みを説明できる」「方法と手順を説明できる」「引用文献を説明できる」「添付資料を説明できる」を同じようにパフォーマンス目標として立案し，1つの研修目標に列記すると，研修でできるようになることが受講者にもよくわかるようになります。

「序論を説明できる」「文献レビューを説明できる」「概念枠組みを説明できる」「方法と手順を説明できる」「引用文献を説明できる」「添付資料を説明できる」と，『序論・文献レビュー・概念枠組み・方法と手順・引用文献・添付資料の内容を説明できる』学習成果を達成できたといえます。

他4つの学習成果も同様に，**下位要素＋コンテクスト＋ゴールの基準で立案されるパフォーマンス目標を研修目標に設定**します。そして，5つの学習成果が達成されることで学習コンテクストにおける最終目標が達成されます（表3-3）。

表3-3 学習コンテクストにおけるパフォーマンス目標

No.	学習課題	パフォーマンス目標
1	【言語情報】序論・文献レビュー・概念枠組み・方法と手順・引用文献・添付資料の内容を説明できる	・チューターを置くグループディスカッションで，研究計画書の序論を研究課題・取り上げる問題・問題の背景・取り組む意義の側面から説明できる ・チューターを置くグループディスカッションで，理論枠組みに関する文献検討・関連研究に関する文献検討・要約の説明を用いて文献レビューを説明できる ・チューターを置くグループディスカッションで，概念の定義・仮説・研究の前提の説明を用いて概念枠組みの内容を説明できる ・チューターを置くグループディスカッションで，方法と手順をその要素である「研究デザイン・研究対象・標本数・データ収集方法・標本の測定方法・測定用具・データ収集項目・信頼性と妥当性・データ分析方法・倫理的配慮・予算・研究進行予定」により説明できる ・チューターを置くグループディスカッションで，引用文献と参考文献の説明ができる ・チューターを置くグループディスカッションで，添付資料の内容を調査説明文書・同意書・データ収集用紙・測定用具を用いて説明できる
2	【知的技能】いくつかの論文の内容を序論・文献レビュー・概念枠組み・方法と手順・引用文献・添付資料に分けられる	・チューターを置くグループディスカッションで，序論の他の要素との違いを説明できる ・チューターを置くグループディスカッションで，文献レビューの他の要素との違いを説明できる ・チューターを置くグループディスカッションで，概念枠組みの他の要素との違いを説明できる ・チューターを置くグループディスカッションで，方法と手順の他の要素との違いを説明できる ・チューターを置くグループディスカッションで，引用文献の他の要素との違いを説明できる ・チューターを置くグループディスカッションで，添付資料の他の要素との違いを説明できる
3	【認知的方略】何かを計画するという経験（例：旅行，クリスマスパーティーの料理）での考え方を転用して研究計画書の要素を説明できる	・何かを計画するという経験での考え方を転用し序論のみを選別できる ・何かを計画するという経験での考え方を転用し文献レビューのみを選別できる ・何かを計画するという経験での考え方を転用し概念枠組みのみを選別できる ・何かを計画するという経験での考え方を転用し方法と手順のみを選別できる ・何かを計画するという経験での考え方を転用し引用文献のみを選別できる ・何かを計画するという経験での考え方を転用し研究計画書に添付資料として提示するべき調査用紙，同意書を想定し説明できる
4	【運動技能】研究計画書の所定フォーマットに必要な内容を記述できる	・院内所定の研究計画書の書類もしくはデータフォーマットを研修に持参できる ・提示された模擬事例を序論・文献レビュー・概念枠組み・方法と手順・引用文献・添付資料に分類し記載できる
5	【態度】研究計画書を書き始めることができる	・研修グループのなかで，研究が看護実践に必要であると考える理由を研究の実践応用の事例を用いて述べられる ・研究実践における研究計画書の必要性を自分の考えとして述べられる

パフォーマンス目標と
１つのインストラクション（１つの研修）

　エミ師長，思いのほかたくさんあるパフォーマンス目標に驚いています。そして，「なんだか，同じようなことが繰り返されているけど，どれも必要なことね」とつぶやいています。そうですね，学習成果No.1〜No.3のパフォーマンス目標は項目が入れ替わっている構造ですので，表記をまとめることも可能です（「チューターを置くグループディスカッションで」「何かを計画するという経験での考え方を転用し」など）。

　パフォーマンス目標がインストラクションの結果（研修の結果・学習者の到達度）を確認するときに，これをそのままチェック項目に転用することができます。

パフォーマンスコンテクストによる
パフォーマンス目標

　学習場面と実践場面では状況が異なるため，「できる」ために必要な要素が変わります。パフォーマンスコンテクストとは，実践場面の状況を示しています。看護技術などのスキルを主とする学習の場合は，特に学習場面と実践場面のコンテクストの相違は学習に大きく影響します。どの場面での学習を計画するかによって考慮します。1つの学習を完了するために，学習コンテクストとパフォーマンスコンテクストの両方を加味した研修計画が必要なことも多々あります（Off-JTで学んだ後，実践で認知的方略，運動技能，態度学習を重ねることはよくあります）。

看護技術を用いた看護実践に関する教授設計

　卒後1年目の看護師は，入職8か月目に輸血療法を受ける患者さんを受けもつことになります。現在，入職6か月目の看護師は輸液療法，輸液ポンプの管理を1人でできるようになっています。輸血療法を受ける患者さんを受けもつにあたって，安全に輸血投与ができることを期待しています。対象となる看護師は6部署25名です。

　血液内科所属の2名以外は輸血に関する説明は聞いたことがありません。みなさん，輸血という処置に対して失敗への不安が大きいようです。

教育委員会委員のユミ主任が研修担当です。
　輸血療法中の患者の看護をするためには，以下のような看護行為がありました。
- 事前の患者の状態把握
- 輸血オーダーシステムの運用
- 輸血バッグの管理
- 輸血セットの選択・取り扱い
- 投与中の観察
- 異常時の対応
- 記録
- 患者説明

　輸血バッグが手元に来る前と，来てからの看護行為にシーンを分けて分析をしました。
　輸血バッグの管理，輸血セットの選択・取り扱い，投与中の観察と異常時の対応，記録，患者説明のなかでは，輸液療法中の患者の看護の研修で習得した知識・技術のレディネスが前提になりました。ニーズ分析によると，卒後1年目ナースが1人で対応する可能性が高い「投与中の観察」が最も高く，卒後1年目看護師および部署のニーズが確認できました。
　そこで，学習課題と学習コンテクストのパフォーマンス目標を設定しました（表3-4，3-5）。

　技術研修の方がイメージしやすいでしょうか。
　輸血に関する内容は，すでに輸液療法を習得していることや，入職後しばらくの時間があったため，新しい技術を習得する方法のコツもつかみ始めている学習コンテクストが大きな強みです。これらをいかすことで，ポイントを絞った（ニーズに限局した）内容になっていきます。
　ともすれば，期待する学習成果をそのままの表現で研修の目標に設定してしまいがちですが，実際の学習成果の達成難易度は，実践する状況（コンテクスト）や前提要素，そして期待する行動のレベルによって変化します。そのため，これらを加味してパフォーマンス目標を設定します。これが，パフォーマンス目標を設定する理由です。「詰め込み過ぎ」「聞いただけ」など，身にならない研修は，実際の状況と使えるレベルの目標が設定されていない可能性があります。

表3-4 「輸血実施中の副作用の観察ができる」の下位要素と前提要素

No.	学習課題	下位要素	前提要素
1	【言語情報】 輸血の副作用の症状を説明できる	悪寒 硬直 発熱 呼吸困難 頭のふらつき じんま疹 そう痒 側腹部痛 を説明できる	輸血の副作用を調べることができる
2	【知的技能】 輸血の副作用症状の発生が判断できる	輸血直後に生じる副作用を説明できる	輸血の副作用を説明できる
3	【認知的方略】 輸液管理を学習した時の考え方に沿って輸血実施中の観察方法を説明できる	輸液管理の学習方法を思い起こすことができる	＊1＊2の成果を転用することが認知的方略として存在することから，言語情報・知的技能の学習成果が前提要素の位置づけになる
4	【運動技能】 輸血中の副作用の観察ができる	輸血の副作用にフォーカスをあてたフィジカルアセスメントができる	フィジカルアセスメントができる
5	【態度】 輸血中の副作用が発生する危険性が高い間は患者のそばを離れない	輸血開始後15分間の継続的な観察ができる	輸血後は侵襲度の高い副作用が出ることを説明できる 輸血の特性から，輸血開始直後に副作用症状が起きることを説明できる

表3-5 学習コンテクストにおけるパフォーマンス目標

No.	学習課題	パフォーマンス目標
1	【言語情報】 輸血の副作用の症状を説明できる	自己学習により研修開始までに，輸血の副作用の名称と症状を5つ以上説明できる
2	【知的技能】 輸血の副作用症状の発生が判断できる	視聴した事例の副作用症状の名称を自己学習資料を参照しながら答えることができる
3	【認知的方略】 輸液管理を学習した時の考え方に沿って輸血実施中の観察方法を説明できる	輸液管理を学んだ時の考え方を基に輸血実施中の観察方法を説明できる
4	【運動技能】 輸血中の副作用の観察ができる	シミュレーションで輸血中の観察項目の情報をフィジカルイグザミナーションを用いて収集できる
5	【態度】 輸血中の副作用が発生する危険性が高い間は患者のそばを離れない	全く症状のない輸血中の患者のそばを15分間離れずにいることができる

Part 3 設計

Key Point

「研修目標」が「パフォーマンス目標」として表現されることを学びました。

☐ 「学習のゴール（下位要素）＋コンテクスト（研修）＋ゴール基準」で「学習コンテクストのパフォーマンス目標」が立案されました。

☐ 1回の研修（1回のインストラクション）で扱える「学習コンテクストのパフォーマンス目標」が「研修目標」となることを学びました。

☐ パフォーマンス目標とは，

・1回のインストラクションでできるようになる内容を，パフォーマンス目標として設定します。これは，個々の研修目標に相当するとともに，これから進める研修企画の灯台になります。

・学習者が「できる」場面には，学習の場面と実際の臨床場面とがあり，これを踏まえた目標を掲げる必要がありました。その内容は学習のゴール分析での「下位要素」，できる場面のコンテクスト分析による「前提要素」，できると評価する「評価基準」の3つでした。

Chapter 7

評価基準の作成

学習ポイント

- [ ] 「目標」に到達したかどうかを確認する作業が「評価基準の作成」です。
- [ ] 目標の行動が実際に行えたかどうかについて，評価する手段を考えていきます。
- [ ] 「できた／できない」を誰かの主観で決めるのではなく，誰が見ても明確に評価できるようにする方法を学びます。
- [ ] 研修（1回のインストラクション）の前に，研修参加者のレベルやレディネスを評価する方法を学びます。

分析の過程こそが研修計画の根幹を成す

　これまでに，「何が（どのように）できれば『できる』と言えるのか」を学習課題ごとに設定してきました。そしてChapter4の「教育のゴール分析」の段階から，行動を表す表現で「何が（どのように）できれば」よいのかを記述してきましたから，評価すべき行動はすでに明らかになっています。

　この段階までに，さまざまな分析に時間をかけてきました。その分析結果は，研修目標となる「パフォーマンス目標」を立案したChapter6の作業（→p.60），そして今回の「評価基準の作成」の作業が，これまで進めてきた研修計画をより簡単かつ明確に行えるという効果を発揮するはずです。これまでの分析の過程こそが，研修計画の根幹を成していることを実感するでしょう。

　エミ師長「具体的な研修計画に早く着手したくて，うずうずしていたわ！　でも，これまでの過程を丁寧に踏んだおかげで，目標設定で悩むことなく，行うべきことが自動的に設定できそう！」

　そうです。分析で研修の根幹を構成する要素が抽出できているので，あとはそ

の要素を組み立てる作業だけです。そして，楽しみながらもっているアイディアを出していく，ワクワクする過程に入ります。

その前には本章で行う「研修前の評価（入口評価）」という，なじみのない作業もありますが，すでに行った分析内容を活用することで，これも容易に行うことができます。

研修（1回のインストラクション）における評価

研修の評価には「研修前の評価（入口評価）」と「研修終了時の評価（出口評価）」があり，次の3つの目的で実施します。

①研修受講の資格があるかないかを判断する（入口評価）
②研修受講の必要があるかないかを判断する（入口評価）
③研修目標達成度を判断する（出口評価）

①と②の入口評価は研修開始前に行い，③の出口評価は研修受講後に行うことになります。以下でそれぞれを解説します。

● 入口評価

「学習過程」のなかに「研修」を位置づけて図示すると，図3-3のようになります。研修（1回のインストラクション）でカバーする内容は**B**の範囲です。研修目標（学習コンテクストのパフォーマンスとして設定した内容）が決定していますから，受講生の前提条件として「**B**の学習を行って研修目標を達成できる状態で研修の入口（**A**）にいること」が必要になります。

例えば，2時間の研修で「代謝機能のアセスメントができるようになる」ことを研修目標にしたときに，糖質・脂質・たんぱく質の特徴を知っている人と知らない人では，研修目標の達成度が異なる可能性が高いと予測できます。糖質・脂質・たんぱく質の特性の知識をもつことを前提にした学習内容で，上記の研修目標を達成する計画であった場合，特性を知らない人はこの研修で目標を達成できないことになります。すなわち，（その時点では）この研修を受ける資格がない人ということです。

逆に，**A**の時点ですでに研修目標をクリアしている人は，研修を受ける必要が

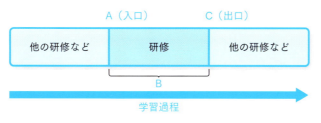

図3-3　学習過程における研修の入口と出口

ないことになります。

つまり，学習効果の高い研修を計画するためには，「（その時点では）研修を受ける資格のない人」と「研修を受ける必要がない人」を研修対象から除き，研修対象者を選別するための評価基準が必要になるのです。

出口評価

研修を受けた結果，目標に到達したかどうかを評価します。研修目標となっている学習コンテクストのパフォーマンス目標の達成度を評価します。

実際の研修計画にあてはめて考えてみる

エミ師長は「看護研究の進め方」研修を2回に分けて行うことにしました。

1回目の研修では，「看護研究の進め方」研修用に確保した2時間の研修時間で，認知的方略の学習課題（Chapter6　表3-3「学習コンテクストにおけるパフォーマンス目標」参照→p.68）である「論文を序論・文献レビュー・概念枠組み・方法と手順・引用文献・添付資料に分け，分類した理由を説明できる」を目標にしたいと考えました。

学習コンテクストにおける最終目標「『看護研究の進め方』研修修了者と病棟師長が看護研究チューターとなり，仮想の情報を基に研究計画書を所定書式で作成できる」には，5つの学習課題がありました（→p.22）。その1つがこの**「知的技能」**です。

知的技能の学習課題に取り組むには，言語情報の学習課題を修めていることが必要でした（前提要件）。ということは，第1回の研修では2つの学習課題を修めることになります。

エミ師長はこの2つの課題を2時間の研修ですべてカバーするには，時間が不足すると感じていました。学習者分析で，必要な用語は知っていることが把握で

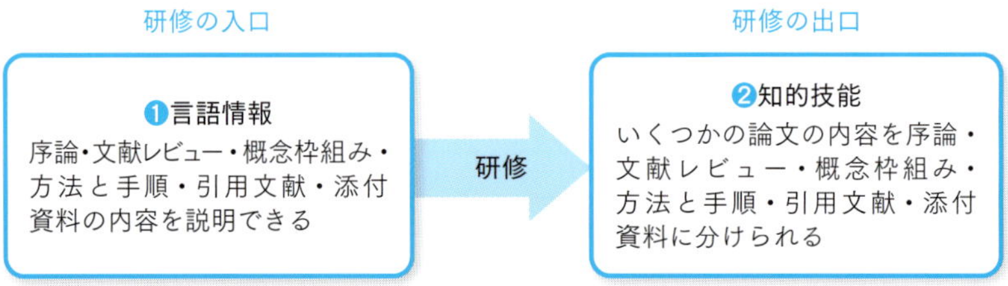

```
研修の入口                           研修の出口
┌─────────────────┐                  ┌─────────────────┐
│   ❶言語情報      │                  │   ❷知的技能      │
│ 序論・文献レビュー・概念枠組み・│ → 研修 → │ いくつかの論文の内容を序論・│
│ 方法と手順・引用文献・添付 │          │ 文献レビュー・概念枠組み・│
│ 資料の内容を説明できる │          │ 方法と手順・引用文献・添付│
│                 │                  │ 資料に分けられる │
└─────────────────┘                  └─────────────────┘
```

「看護研究の進め方」研修では，研修の入口で学習課題❶を習得していることが前提条件となっており，研修終了後には学習課題❷が習得できる。

図3-4　研修と学習課題の位置づけ

きていたので，そこまでの学習は自己学習に委ねようと考えました。

これらの事柄を今回の研修に落とし込んでみると図3-4のようになります。

●── 入口評価

1）研修受講の資格があるかないかを判断する

図3-4の学習課題①で示した学習コンテクストのパフォーマンス目標が達成できているか否かを評価します。

2）研修受講の必要があるかないかを判断する

図3-4の学習課題②で示した学習コンテクストのパフォーマンス目標の達成度を評価します。②は研修を受けて達成する課題ですから，おかしいぞ？と思うかもしれませんが，研修受講の必要がないということは，すでにこの能力を習得している状態といえます。研修受講前に学習課題がクリアできているか否かを評価するわけですから，最終目標の達成度を評価することになります。

●── 出口評価

3）研修目標達成度を判断する

図3-4の②の学習コンテクストのパフォーマンス目標の達成度を評価します。研修を受けた結果として，学習課題を修め，研修の目標（学習コンテクストのパフォーマンス目標）を達成したかどうかを評価します。入口評価の「2) 研修受講の必要があるかないかの判断」と同じです。

評価の基準を設定する

Chapter6では「りんごの塗り絵」の課題を例に，"塗る"というパフォーマンスには「枠線からはみ出ていない」「色むらがない」などのレベルの違いがあること

表3-6 学習課題①(言語情報)の評価表

項目	不十分	十分	優れている
研究計画書の序論を研究課題・取り上げる問題・問題の背景・取り組む意義の側面から説明できる	用語を話すことができるが，関連性をもたせた説明ではない	序論を自分の言葉で説明できる	研究課題・取り上げる問題・問題の背景・取り組む意義の側面から説明できる
理論枠組みに関する文献検討，関連研究に関する文献検討・要約の説明を用いて文献レビューを説明できる	文献レビューに関連する用語を発言できるが内容の説明に至らない	文献レビューを自分の言葉で説明できる	文献の事例や文献検討・要約の説明を用いて文献レビューを説明できる
概念の定義・仮説・研究の前提の説明を用いて概念枠組みの内容を説明できる	概念・仮説などの用語を発言できるが内容の説明はできない	概念枠組みを自分の言葉で説明できる	概念の定義・仮説・研究の前提の説明を用いて概念枠組みの内容を説明できる
方法と手順をその要素である「研究デザイン・研究対象・標本数・データ収集方法・標本の測定方法・測定用具・データ収集項目・信頼性と妥当性・データ分析方法・倫理的配慮・予算・研究進行予定」などの用語を用いて説明できる	研究デザイン・研究対象・標本数・データ収集方法・標本の測定方法・測定用具・データ収集項目・信頼性と妥当性・データ分析方法・倫理的配慮・予算・研究進行予定などの用語を発言できるが関連性を説明できない	方法と手順を自分の言葉で説明できる	方法と手順を研究デザイン・研究対象・標本数・データ収集方法・標本の測定方法・測定用具・データ収集項目・信頼性と妥当性・データ分析方法・倫理的配慮・予算・研究進行予定などの用語を用いて説明できる
引用文献と参考文献の説明ができる	引用文献と参考文献の用語を発言できるが内容の説明はできない	引用文献と参考文献の違いは説明できないが，目的は説明できる	引用文献と参考文献の目的と違いを説明できる
添付資料の内容を調査説明文書・同意書・データ収集用紙・測定用具を用いて説明できる	調査説明文書・同意書・データ収集用紙・測定用具などの用語は発言できるが内容の説明はできない	添付資料について自分の言葉で説明できる	添付資料の内容を調査説明文書・同意書・データ収集用紙・測定用具などの具体例を通じて説明できる

を解説しました(→p.66)。

　このようにパフォーマンスにはさまざまなレベルがあるため，学習課題に合致したパフォーマンスであるかどうかを評価することになります。

　学習課題に応じて，「ゼロ」か「100」，「ある」か「なし」，「優れている−十分−不十分」「大変優れている−優れている−ふつう−やや劣る−大変劣っている」などといったレベル評価があります。

　エミ師長は，学習課題①の評価基準を設定しました。「優れている−十分−不十分」というレベルで評価を行うことにしました。そして，1)の研修受講の資格があるかないかの判断は，すべての項目で「十分」以上の評価を得られること，と設定しました(表3-6)。

　ということは，研修参加者は少なくとも，自分の言葉で各項目を説明できるレ

表3-7 学習課題②(知的技能)の評価表

項目	不十分	十分	優れている
提示された研究論文から序論のみを選別できる	論文の構成のなかで序論にあたる部分を選別できない	論文の構成に示した序論の範囲に過不足がある	論文の構成から序論に該当する部分を選別できる
提示された研究論文から文献レビューのみを選別できる	論文の構成のなかで文献レビューにあたる部分の選別ができない	論文の構成に示した文献レビューの範囲に過不足がある	論文の構成から文献レビューに該当する部分を選別できる
提示された研究論文から概念枠組みのみを選別できる	論文の構成のなかで概念枠組みにあたる部分の選別ができない	論文の構成に示した概念枠組み範囲に過不足がある	論文の構成から概念枠組みに該当する部分を選別できる
提示された研究論文から方法と手順のみを選別できる	論文の構成のなかで方法と手順にあたる部分の選別ができない	論文の構成に示した方法と手順の範囲に過不足がある	論文の構成から方法と手段に該当する部分を選別できる
提示された研究論文から引用文献のみを選別できる	論文の構成のなかで引用文献にあたる部分を選別できない	論文の構成に示した引用文献に過不足がある	論文の構成から引用文献を選別できる
提示された研究論文から研究計画書に添付資料として提示するべき調査用紙,同意書を想定し説明できる	論文の構成のなかで研究計画書に添付資料として提示するべき部分の選別ができない	論文の構成のなかに添付資料として提示するべき部分の範囲に過不足がある	論文の構成から研究計画書に添付資料として提示するべき部分を選別できる

ベルに到達していることを条件としたわけです。これに満たない場合は，研修に参加しても学習課題②を2時間の研修で修めることは難しいということです。一方で，この基準を満たしていれば2時間の研修で学習課題②の達成を保証されることになります。

次に，2)研修受講の必要があるかないかの判断と，3)研修目標達成度の判断の評価基準を設定します。エミ師長は，研修課題を修めたといえる十分なレベルは，6項目のすべてが「優れている」と評価されることであると設定しました(表3-7)。

評価基準の設定による効果

前述のように，設定した学習課題に対して，研修参加者の能力レベルを評価するための基準を設定する必要があります。表3-6と表3-7では，主に「説明する」という行動を評価していますが，「書く」「運ぶ」「取り出す」などのさまざまな動詞として表現される実践を「行動の質」と位置づけて，レベル評価を行います。

Chapter6までに，「何がどのようにできれば『できる』と言えるのか」を明確にすることで，「できる」ために必要な要素を示してきました。さらに，それを学

習課題やパフォーマンス目標として表しました。

　Chapter7ではどこまでできれば「できた」とするのかを明確にする作業を行いました。「何を」「どこまで」できれば「できた」と評価するのかを明らかにすることで，研修を行う目的が明確になり，研修参加者にとっても意味ある関心の高い研修となります。

　評価の基準を設定することのメリットは，評価者にとって「評価実施」が容易になることは当然ですが，学習者にとっても，学習課題をより具体的にイメージできるようになり，どのようなことが期待され，研修受講によってどのようなことができるようになるのかを知る材料になります。

　また，「**何を，どこまでできれば，学習課題に対して十分なのか**」を示すことで，その評価を次回の学習課題と設定することができますので，学習支援手段としても有用だといえます。

　研修の評価には「**研修前の評価**」と「**研修終了時の評価**」があります。研修受講資格を判断するための評価は，研修内容を理解するために必要となる前提要素が評価内容でした。研修受講の必要があるか否かの判断と研修目標達成度の判断は，学習課題の達成状態を評価することで明らかになりました。

　エミ師長は1回目の研修で，研究計画書の項目を確実に理解できるレベルに到達させるねらいのようです。

　Chapter8では，「教授方法の選択と開発」に入ります。どのような方法で学習者に学んでもらうかを考えます。教える側・学ぶ側ともに効果的・効率的・魅力的な学習の場をつくりましょう。

Key Point

評価基準の作成について学びました。
- □ 評価には，研修前に実施するもの（入口評価）と研修終了後に実施するもの（出口評価）がありました。
- □ 研修で学ぶために必要な学習を修めているか，研修で学ぶべき事柄があるかを研修前に評価しました。研修後には学習目標を達成したかを評価し，確認しました。
- □ 学習の目標に到達したことを確認するための評価基準を作成しました。
- □ "できる"（達成した）とは「何を」「どこまで」実施できるかを評価することで判定できました。

Part 4

開発
development

Chapter 8

教授方法の選択と開発

> **学習ポイント**
> ☐ 研修の入口と出口が決まり，教授設計（ID）の枠組みができたところで，本章ではどのような方法で研修受講者に学んでもらうかを決めていきます。

研修企画を効果的に機能させるために

　ここまでのプロセスで，研修企画の枠組みは完成しました。さあ，どのような方法を用いて学んでいきましょうか？

　エミ師長は，徹夜で目の下にクマをつくりながら，研修講義用のプレゼン資料を完成させたそうです。学習目標を「研究計画書の要素を完全に理解できること」に設定しましたから，その要素を丁寧に説明するスライドを作ってくれました。

看護部長：エミ師長，スライドをどのように使いますか？
エミ師長：項目ごとに説明をして，研修生の理解を確認していきます。あいまいなところは，研修生のなかで確認し合うようにします。個人ワークではなく，みんなで一緒に行います。

　さあ，エミ師長の設計が効果的に機能するでしょうか。
　読者のみなさんはどのような方法を考えますか？　IDの特徴は，「よい方法はなんでも取り入れる」でしたね。いつも用いる方法にこだわる必要はありません。多様な手段のなかから，効果的・効率的・魅力的なものを取り入れます。アイディアをどんどん出していきましょう。

研修の枠組みの確認

研修の設計は学習の入口と出口をつなぐ手段です（図4-1）。

ゴール（研修の出口）は「いくつかの論文の内容を序論・文献レビュー・概念枠組み・方法と手順・引用文献・添付資料に分けられる」です。出口評価は表4-1に示した6項目です。

研修受講者は「序論・文献レビュー・概念枠組み・方法と手順・引用文献・添付資料の内容を説明でき，いくつかの論文の内容を序論・文献レビュー・概念枠組み・方法と手順・引用文献・添付資料に分けられ」ます。看護研究の進め方研修では，「できる」ことを条件にすることになります。ですから，どうすれば入口の条件を満たせるかについての計画も必要です。

2時間の研修で，研修の入口にいる研修生を，いくつかの論文の内容を序論・文献レビュー・概念枠組み・方法と手順・引用文献・添付資料に分けられる能力レベルに育成したいのです。

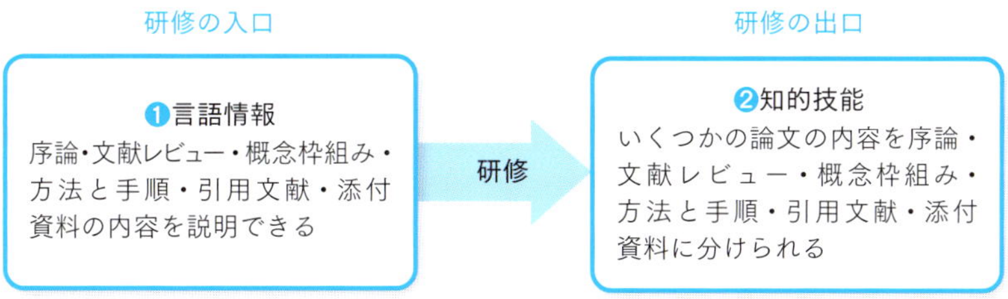

研修の入口

❶言語情報
序論・文献レビュー・概念枠組み・方法と手順・引用文献・添付資料の内容を説明できる

→研修→

研修の出口

❷知的技能
いくつかの論文の内容を序論・文献レビュー・概念枠組み・方法と手順・引用文献・添付資料に分けられる

「看護研究の進め方」研修では，研修の入口で学習課題❶を習得していることが前提条件となっており，研修終了後には学習課題❷が習得できる。

図4-1　研修の設計は学習の入口と出口をつなぐ手段

表4-1　研修終了時（出口）の評価項目

- グループディスカッションで序論の他の要素との違いを説明できる
- グループディスカッションで文献レビューの他の要素との違いを説明できる
- グループディスカッションで概念枠組みの他の要素との違いを説明できる
- グループディスカッションで方法と手順の他の要素との違いを説明できる
- グループディスカッションで引用文献の他の要素との違いを説明できる
- グループディスカッションで添付資料の他の要素との違いを説明できる

※表3-3（→p.68）の【知的技能】のパフォーマンス目標。

効果的・効率的に目標達成！魅力を感じる方法を！

学び方は多様です。そのなかで，最も効果的・効率的・魅力的な学習方法が計画できるとよいですね。みなさんは，どのような方法で学習課題の達成にチャレンジしたいと思いますか？

動機づけを加える

エミ師長「私だったら，なんだか面白そうって思えるような研修じゃないと参加しないかも……。どうせなら，仕事に使える内容だと一石二鳥だわ！　そうしたら，仕事にも自信がもてちゃうかも。自分の時間を使うからには，十分に納得・満足させてもらいたいわ！」

あなたは，エミ師長の言うとおりだと思われますか？　これは，学習に対する学習者の動機であり，学習行動の基盤を成すものです。

Chapter5の「学習者分析・コンテクスト分析」では，「学習の動機づけ」を学びました。ケラーによる**ARCSモデル**[1]は，このような学習の動機づけを説明しています（表4-2）。学習者がこのような気持ちをもてるような魅力的な学習方法を工夫してつくっていきましょう。

では「看護研究の進め方研修」参加者の動機を喚起するには，どのようなアイディアがあるでしょうか。p.55の表2-9の再掲ですが，学習者・コンテクスト分析の情報例を示します（表4-3）。ここから多少の関心は読み取れますが，動機としては弱い感じがします。「学習態度」からは自信の弱さと不安が読み取れます。

表4-2　ARCSモデル（動機づけモデル）

項目	動機づけの方向性	具体例
Attention 注意	研修内容や学習方法などに学習者の関心が向けられることを目指す	・面白いテーマ ・めずらしい場所 ・目新しい教材など
Relevance 関連性	学習者が自分の興味・関心事に関連があると思えることを目指す	・自分の仕事に関連がある／活用できる ・過去の経験との継続性 ・既習学習との継続性
Confidence 自信	目標達成の可能性を感じてもらえる。失敗や自尊心の障害がないことを目指す	・ちょっと背伸びをすれば達成できそうな学習目標 ・安心して学べる環境
Satisfaction 満足感	学習したことのメリットが感じられ，学習を継続したいと思える。学習目標到達の実感が得られることを目指す	・可視化された達成度 ・学習成果の実感がもてる ・自己成長の実感

ARCSモデルを活用した学習の動機づけ

以下にARCSモデルを活用した，学習の動機づけを目指した計画の1例を示します。

A（注　意）：研修テーマを「これさえ知っておけばよかったんだ！　計画書の作り方」などと設定，楽しさを感じてもらう工夫をします。

R（関連性）：参加者の部署特性に合わせた論文を教材にします。研修課題である前に興味のある内容がそこにあると感じられるようにします。

C（自　信）：1つの課題に，同じような臨床経験をもつ参加者とのグループで取り組み，協調学習ができるようにします。誰かと一緒だったり，経験者にアドバイスをもらえれば，できそうな気持ちになれますね。

表4-3　学習者・コンテキスト分析の情報例

分析項目	結果
課題に対してもっている知識・技術	研究計画書の項目名は答えられるが，その内容を説明できる学習者の割合が低いことがわかった。
学習態度	研究ができるようになる必要があるし，なりたいと思っているが，自分には難しいし，研修に参加したからできるようになるとは思えない。参加したら強制的にやらされそうなので，参加も躊躇する。興味・関心をもって積極的に実施したいと思っている人は少ないし，勧めても断るスタッフが多いように思う。
学習動機づけ	ARCS（表4-2）のA/Rが少しだけある。
学習スタイル	講義を聞くと眠くなってしまう。日々の実践（業務）のなかで行うと理解しやすいと思っている。
使える学習施設	インターネット検索，PCは24時間使える。図書室は看護系の資料が少ない。部署の図書はなく，雑誌の定期購読は1誌のみ。スタッフが集まってミーティングする場所は休憩室で，食事時は使えない。
使える教材	看護研究の研修を修了したスタッフが各部署に2名以上いる。学会発表の経験者がいる部署といない部署がある。学術団体の編集委員会委員を務めるスタッフが院内に2名いる。看護研究を推進する看護研究委員が各部署に1名いる。
制約	勤務中に研究を行う時間がとれる部署はなく，勤務時間外が学習時間になる。日勤終了は17時の部署と21時の部署があり，研修開始時間は一律にできない。本年度看護研究研修に関する看護部予算は5万円。
上司の支援	研究計画書の作成の経験があると答えた師長が50％。計画書作成の指導ができると答えた師長は30％。部署内で研究を支援する風土があるのは40％だった。
学習内容と実践する場との関連性	看護研究と看護実践との関連性があるとの答えは全体の90％。研究実践と研究計画書との関連性があるとの答えは60％（受講者・部署の人）。上司の100％が関連性はあると答えた。文献の知見をケアにいかそうとしている部署が2か所あった。
実践の物理的・社会的状況	研究計画書の作成は研修参加者自身が個人ワークとして行う部署と個人の課題を作成したグループで共同作業として行う部署があった。個人の課題を研修課題にしようと考えている部署と部署の課題を研修参加者の課題と設定している部署があった。

S（満足感）：学習の取り組みの結果，実践する際の参考資料が作り上げられるように工夫します。研修後に活用できる材料が手に入れば，研修を受講した達成感が得られます。

スモールステップで学習課題にチャレンジ

　学習目標の難度が高かったと感じたり，複数の学習課題を網羅したいときには，学習課題を段階的に少しずつ進み，最終的に学習目標に到達できるようにします。

　登山を例に示します。富士登山を目標とした場合に，まず登山用の装備を背負い20kmを歩く，次にその装備で標高1,500mの山に登る，そして富士山を目指すといった具合です。どれも，富士登山に向かうスモールステップの連続です。

　「看護研究の進め方研修」では，表4-1に示した出口評価6項目が学習のゴールですが，学習の方法には，全6項目を一度に実施する方法もあれば，項目数を絞って進める方法もあります。また，全項目を分類してから説明を加えていくというステップも可能です。いずれも，「2時間の研修で，研修の入口にいる研修生が，いくつかの論文を，序論・文献レビュー・概念枠組み・方法と手順・引用文献・添付資料に分けられる」ことが目標です。

2時間で目標に到達するスケジュール

　2時間の研修を効果的・効率的に運営する方法を考えてみます。再び表4-3を参照します。「学習スタイル」は講義の効果は低いことを示しています。エミ師長の施設では業務終了時間が17時と21時でした。今回は17時開始の研修に参加できる30名が対象です。研修の運営は8名の師長と，すでに「看護研究研修」を修了した者が担当します。

　2時間の計画を企画する際に**ガニェの9教授事象**を用いてみましょう（**表4-4**)[2]。ガニェの9教授事象は認知心理学の情報処理モデルに基づいて学びのプロセスを支援する9種類の構成要素を提案したものです（**表4-5**)[3]。1〜9の項目

表4-4　ガニェの9教授事象

❶学習者の注意を喚起する
❷授業の目標を知らせる
❸前提条件を思い出させる
❹新しい事項を提示する
❺学習の指針を与える
❻練習の機会をつくる
❼フィードバックを与える
❽学習の成果を評価する
❾保持と転移を高める

出典：鈴木克明：教授設計マニュアル──人材育成のためのインストラクショナルデザイン．p.79，北大路書房，2015．より一部改変

表4-5　研究計画のガイドとしてガニェ9教授事象を活用

区分	教授事象	具体的な方策
導入	1. 学習者の注意を喚起する 「情報の受け入れ態勢をつくる」	■ パッチリと目が開くように，変わったもの，異常事態，突然の変化などで授業を始める ■ 今日もまたあのつまらない時間が来たと思われないよう，毎時間，新鮮さを追求する ■「えー，どうして？」という知的好奇心を刺激するような問題，矛盾，既有知識を覆す事実を使う ■ エピソードやこぼれ話，問題の核心に触れるところなど面白そうなところからいきなり始める
導入	2. 授業の目標を知らせる 「頭を活性化し，重要な情報に集中させる」	■ ただ漠然と時を過ごすことがないように，「今日はこれを学ぶ」を最初に明らかにする ■ 何を学んだらいいのかは意外と把握されていない。「何を教え／学ぶか」の契約をまず交わす ■ 今日は何を教えるのか／学ぶのかが明確に伝わるように，わかりやすい言葉を選ぶ ■ どのような点に注意して話を聞けばよいか，チェックポイントは何かを確認する ■ 今日学ぶことが今後どのように役に立つのかを確認し，目標に意味づけする ■ 目標にたどりついたときに，すぐにそれが実感でき，喜べるようにあらかじめゴールを確認する
導入	3. 前提条件を思い出させる 「今までに学んだ関連事項を思い出す」	■ 新しい学習がうまくいくために必要な基礎的事項を復習し，記憶をリフレッシュさせる ■ 今日学ぶことがこれまでに学んできたことの何と関係しているかを明らかにする ■ 前に習ったことは忘れているのが当たり前と思って，あらためて確認する方法を考えておく ■ 復習のための確認小テスト，簡単な説明，質問等を工夫する ■ 情報提示：新しいことに触れる
展開	4. 新しい事項を提示する 「何を学ぶかを具体的に知らせる」	■ 手本を示す，確認する意味で，今日学ぶことを整理して伝える，情報を得る ■ 一般的なレベルの情報（公式や概念名など）だけでなく，具体的な例を豊富に使う ■ 学ぶ側にとって意味のわかりやすい例を選ぶ，考案する，あるいは自分の言葉で置き換える ■ まず代表的で，比較的簡単な例を示し，特殊なもの，例外的なものへ徐々に進む ■ 図や表やイラストなど，全体像がわかりやすく，違いが捉えやすい表示方法を工夫する
展開	5. 学習の指針を与える 「意味のある形で頭に入れる」	■ これまでの学習との関連を強調し，今まで知っていることとつなげて頭にしまい込む ■ よく知っていることとの比較，たとえ話，比喩，ごろ合わせ等使えるものは何でも使う ■ 思い出すためのヒントをできるだけ多く考え，ヒントの使い方も合わせて覚えるようにする ■ 学習活動：自分のものにする
展開	6. 練習の機会をつくる 「頭から取り出す練習をする」	■ 自分の弱点を見つけるために，本番前の予行練習を失敗が許される状況で十分に行う ■ 自分で実際にどれくらいできるのかを，手本を見ないでやってみて確かめる ■ 最初は部分的に手本を隠したり，簡単な問題から取り組むなど，練習を段階的に難しくする ■ 応用力が目標とされている場合は，今までと違う例でできるかどうかやってみる
展開	7. フィードバックを与える 「学習状況をつかみ，弱点を克服する」	■ 失敗から学ぶために，どこがどんな理由で失敗だったか，どう直せばよいのかを追求する ■ 失敗することで何の不利益もないよう安全性を保証し，失敗を責めるようなコメントを避ける ■ 成功にはほめ言葉を，失敗には助言（どこをどうすれば目標に近づくか）をプレゼントする
まとめ	8. 学習の成果を評価する 「成果を確かめ，学習結果を味わう」	■ 学習の成果を試す「本番」として，十分な練習をするチャンスを与えたあとでテストを実施する ■ 本当に目標が達成されたかを確実に知ることができるよう，十分な量と幅の問題を用意する ■ 目標に忠実な評価を心掛け，首尾一貫した評価（教えていないことについてテストを実施しない）とする
まとめ	9. 保持と転移を高める 「長持ちさせ，応用がきくようにする」	■ 一度できたことも時間がたつと忘れるのが普通。忘れた頃に再確認テストを計画しておく ■ 再確認の際には，手本を見ないでいきなり練習問題に取り組み，まだできるかどうか確かめる ■ 一度できたことを応用できる場面（転移）がないかを考え，次の学習につなげていく ■ 達成された目標についての発展学習を用意し，目標よりさらに学習を深めていく

出典：鈴木克明：放送利用からの授業デザイナー入門．日本放送教育協会，1995．

に沿ってエミ師長の課題を当てはめてみましょう。2時間のなかにも，教授設計が存在しています。一方的に知識提供型の教授法を選択してしまいがちですが，**「動機づけ」「経験学習」「記憶の想起」「学習の転用」**などの教授技法をフル活用します。

学習とは，突然に発生するものではなく，個人の知識・経験などの既得事実に続く，新たな記憶の追加作業です。この過程をより効果的・効率的・魅力的にすることで学習を成立させていきます。

入口の条件を満たせるようにする計画

「序論・文献レビュー・概念枠組み・方法と手順・引用文献・添付資料の内容を説明できる」これが，研修受講（入口）の条件でした。この能力を自己学習で習得する必要があります。表4-3で把握した，研修参加者となる学習者の情報の「課題に対して，もっている知識・技術」では「研究計画書の項目は答えられるが，その内容を説明できる学習者の割合は低い」ことがわかっています。「使える教材」「上司の支援」では，部署ごとのバラつきが予測できました。この状況を踏まえて，すべての研修参加者が入口に立てるようにする工夫を考えます。

エミ師長：そうよ！　私が作ったプレゼン資料は『要素を丁寧に説明する資料』よ！　まずは，これを事前に研修参加者に読んでもらうこと。そして，これを基に病棟師長が研修参加者に説明をしてあげられるはず。

エミ師長の徹夜仕事の成果は詳細な説明があるうえに，とてもきれいで興味をひく資料でした。これを事前学習資料として研修参加者に配布することにします。そして研修受講（入口）の条件を研修参加者と病棟師長に提示して，事前学習のゴールとするよう計画しました。

教授設計の枠組みは，分析作業によって提示されました。1回の研修（1回のインストラクション）の入口と出口が教育設計の枠組みとなります。

枠組みが決まったあとに，入口に立った研修生をどのように出口に誘導するかを考える作業が「教授方法の選択と開発」です。効果的・効率的・魅力的な方法とアイディアをたくさん持ち寄り，設計します。そして，研修の企画者が楽しくなることが大事です。研修生とともに楽しめる企画を立てましょう。楽しけれ

ば，自然と学べてしまうものです。

Chapter9では，効果的・効率的・魅力的な教材を考えます。

Key Point

- □ 学習者を入口（研修を開始したときの状態）から出口〔研修終了時の状態＝目標（ゴール）〕に到達させるための方法が教授方法でした。
- □ 教授方法には学習者の興味・関心を喚起することが有用で，ARCSモデルが活用できました。
- □ 研修の組み立てとして，ガニェの9教授事象を用い，動機づけ，経験学習，記憶の想起，学習の転用などの学習行動をインストラクションする計画を立てました。

引用・参考文献

1) Keller JM（著），鈴木克明（訳）：学習意欲をデザインする―ARCSモデルによるインストラクショナルデザイン．北大路書房，2010．
2) Gagné RM, Wager WW, et al（著），鈴木克明，岩崎信（監訳）：インストラクショナルデザインの原理．北大路書房，2007．
3) 鈴木克明：放送利用からの授業デザイナー入門．日本放送教育協会，1995．

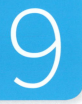

Chapter 9

教材の選択と開発

> ✏️ **学習ポイント**
> ☐ 研修による学習が効果的・効率的・魅力的になるように，そこで使われる学習材料（教材）について学びます。

効果的・効率的・魅力的な教材とは

　効果的・効率的・魅力的な教材の選択と開発をイメージするための例を示します。接遇力を上げる研修を企画しました。顧客への対応を学習するときに，ディズニーランドのサービスをモデルに例示する方法と，○○病棟の○○さんの対応を例示する方法がありました。みなさんはどちらのほうに興味・関心をもちますか？　求められる学習課題のイメージがつきやすいのはどちらですか？
　このように，どのような材料を活用するかによって，学習効果に差が生じます。教授方法をより効果的・効率的・魅力的にするために，教材を選択・開発する必要があります。

● ── 学習者にとってよい教材を選択，開発する

　学習は，学習者の行動であり，学習者自身の内的変化による作業でした。ということは，ここで求められているのは教授者にとって効果的・効率的・魅力的な教材ではありません。言い方を変えると，教える人に使い勝手のいいものではなく，学ぶ人が学びやすくなる，楽しくなる，興味をもてるようになることが目的であり，教材選択・開発のポイントです。
　例えば，漫画が学習教材になることは少し前でしたら想像できませんでした。しかし今や，難しい内容ほど漫画が活用されていますね。これは，漫画がもつイメージ性やストーリー性が，学習を促進する機能を発揮していることを示しています。教材の良し悪しは，学習成果を高める効果の有無で確認できます。

「学習者にとってよいもの」を選択・開発するためには，学習者が置かれた状況を考慮することが必要です。

　Chapter5の「学習者分析・コンテクスト分析」では，学習者自身と学習する状況について分析を行いました（→p.49）。この情報を活用し，効果・効率性を抑制する可能性のある状況を改善する工夫をします。反対に，効果・効率性を高める可能性のある状況は，強化したり積極的に活用したりすることになります。同じものでも，学習者の好みに近いと魅力は高まるので，Chapter8で紹介したARCSモデルが説明する要素（A：注意，R：関連性，C：自信，S：満足感）が含まれていると，さらに興味・関心を高めることができます（→p.84）。

　このような情報を活用し，教材を選択・開発することで学習を効果的・効率的・魅力的にすることができます。

教授事象に応じた工夫

　Chapter8では，教授方法の選択と開発を行いました（→p.82）。そこでは，ガニェの9教授事象の活用を取り上げました。

　ここでは，9教授事象について，イメージしやすいよう説明を追加しました（表4-6）。この9教授事象に基づいて「看護研究の進め方」研修を設計できましたか？

　エミ師長は表4-7のように計画しました。そして，学習者分析・コンテクスト分析の情報から「**効果・効率・魅力に向けた工夫の必要性**」（表4-7の＊1）を抽出し，その対策として「**教材の選択と開発**」（表4-7の＊2）の案を計画しました。

　研修の目標，前提要素を再確認しておくことも大切です。内容は次のとおりでした。

▶最終目標
　「看護研究研修修了者と病棟師長が看護研究チューターとなり，仮想の情報を基に研究計画書を所定書式で作成できる」という最終目標を，2回の研修で達成する。第1回の2時間の研修は30名を受講者として行う。

▶学習目標
　「いくつかの論文の内容を序論・文献レビュー・概念枠組み・方法と手順・引用文献・添付資料に分けられる」

表4-6　ガニェ9教授事象と学習者と教授者の動き

流れ	9事象の項目	9事象に対応する学習者の状態	9事象に対応する教授者の動きと思考
導入	1. 学習者の注意を喚起する	情報の受け入れ態勢をつくる	「いつもの研修が始まった。じっと2時間の辛抱」なんて，思わせない。「えっ！ そんなことやるの？」「ホントにできるかな?!」「へ〜意外！ こんな研修初めてだわ〜!!」と思わせるような研修導入で心をつかむ
導入	2. 授業の目標を知らせる	頭を活性化し，重要な情報に集中させる	あれもこれもと矢の如く課題を語り散らさずに，今から学ぶことを確実に共有する。この研修に参加し，終了することで保証される習得内容の契約を学習者と教授者で結ぶ
導入	3. 前提条件を思い出させる	今までに学んだ関連事項を思い出す	この研修に来る前に学んだこと，経験したことの記憶を呼び起こす。知識の再確認として，小テストを行って記憶の再認を促す
展開	4. 新しい事項を提示する	何を学ぶかを具体的に知らせる	研修で習得する具体的な内容・項目を，どのように学んでいくかの例を示して説明する
展開	5. 学習の指針を与える	意味のある形で頭に入れる	この研修の学びが，今までの学習経験とどのようなつながりをもつのかを具体的にイメージできるように，複数の例示や例え話を用いて，学習者自身がこの研修受講のイメージをつかめるようにする
展開	6. 練習の機会をつくる	頭から取り出す練習をする	学習課題である実践を実際に行えるようにする。実践の方法は，さまざまな方法のなかから選択する
展開	7. フィードバックを与える	学習状況をつかみ，弱点を克服する	学習目標を念頭に置きつつ，実践の結果の達成を評価し，その過程を振り返り，目標に近づくための改善点を明らかにし共有する
まとめ	8. 学習の成果を評価する	成果を確かめ，学習結果を味わう	繰り返し練習を行ったあとに，最終実践をもって学習目標を達成したかどうかの結果を測定する
まとめ	9. 保持と転移を高める	長持ちさせ，応用がきくようにする	学習し，習得した内容が経時的に薄れていく（忘れられる）ことに対して，忘れた頃に再度実践をして，完全に忘却されないようにする。学んだことを，違う場面に応用できるようにする

▶学習目標の前提要素

「序論・文献レビュー・概念枠組み・方法と手順・引用文献・添付資料の内容を説明できる」

教材の選択と開発

　教材とは表4-7に示したとおり，**学習の進行をサポートする材料**です。シート，図（イラスト），評価表，事例，人物などさまざまな材料が存在します。学習が個人の内的な機能であることから，同じ学習目標に向かっている学習者であっても，学習環境（コンテクスト）や学習者の状況（学習者分析・コンテクスト分析で扱いました　→p.49参照）によって，必要となる材料は異なります。

表4-7 ガニェ9教授事象に基づいた「看護研究の進め方」研修の「計画立案」と「教材選択・開発」

流れ	9事象の項目	「看護研究の進め方」研修のポイント	効果・効率・魅力に向けた工夫が必要な特性（＊1）	教材の選択と開発（＊2）
導入	1. 学習者の注意を喚起する	自己学習の成果を活用することで，論文の構成を説明できるようになったと実感できる研修であることを知ってもらう	看護研究と看護実践との関連性があると考えている人は多い／研究や論文作成に自信がない人が多い／講義では眠くなってしまう／研修での学びより，実践での学びのほうが効果的だと思っている／看護研究への興味・関心は薄い	・看護研究の学習を蓄積している現状が，看護師としての成長，実践者としての価値を高めていることを示す1枚のインパクトのある**イラスト** ・「説明ができる」ということの**有用性・メリットを示す事例**
導入	2. 授業の目標を知らせる	論文を序論・文献レビュー・概念枠組み・方法と手順・引用文献・添付資料に分け，分類した理由を説明できる	学習動機：ARCSのA/Rが少しだけある	本研修終了時の自分のありたい姿（目標）を書き記しておく**シート**
導入	3. 前提条件を思い出させる	①序論・文献レビュー・概念枠組み・方法と手順・引用文献・添付資料の内容を説明できる。②いくつかの論文の内容を序論・文献レビュー・概念枠組み・方法と手順・引用文献・添付資料に分けられる	エミ師長が作成した事前学習資料を基に「序論・文献レビュー・概念枠組み・方法と手順・引用文献・添付資料」の学習をしている／講義では眠くなってしまう／研究や論文作成に自信がない人が多い	・言語情報を確認する穴埋め問題**テスト** ・知的技能を確認する選択問題**テスト** ・グループ対抗で点数と時間を競う**テスト**
展開	4. 新しい事項を提示する	実際の論文の構成「序論・文献レビュー・概念枠組み・方法と手順・引用文献・添付資料」を他者に説明できるようになる	研究計画書の項目名は答えられるが，その内容を説明できる割合が低い	論文構成が整った**短編の論文**
展開	5. 学習の指針を与える	提示された論文を読み論文の構造を項目ごとに分類する。その結果をそれぞれのグループのなかで，説明し合う	講義では眠くなってしまう	・受講者の勤務部署の実践に関連した**原著論文** ・項目ごとに整理しやすいように枠を設定した**シート**
展開	6. 練習の機会をつくる	実際の研修時間内で，課題を実践する	実践での学びのほうが効果的だと思っている	・グループごとに看護研究の経験者や師長が**チューター**になる ・グループメンバーの発表を一覧にまとめる**シート**
展開	7. フィードバックを与える	6の実践の過程で，目標にした実践に近づけるように不足点・修正点を確認できるようにする	・研究ができるようになる必要があるし，なりたいと思っているが，自分には難しいと思っている ・部署では，研究指導ができる上司・指導者がいないところもある	・グループごとに看護研究の経験者や看護師長が**チューター**になる ・グループメンバー**相互のフィードバック**
まとめ	8. 学習の成果を評価する	論文の構成をグループ内で発表し，その内容を研修目標の達成度として評価する	研究や論文作成に自信がない人が多い。自分には難しいと思っている	グループ内でチューターも交えて個人ごとの達成度を確認する**評価表**
まとめ	9. 保持と転移を高める	さまざまな雑誌，学会誌を読むときに論文構成を意識して読むことを推奨する	・インターネット，PCは24時間使える／看護研究の研修を修了したスタッフが各部署2名以上いる ・看護研究を推進する看護研究委員が各部署に1名いる	「看護研究の進め方」研修第2回ではこのスキルが前提要素になることの**告知，各部署の人的リソース**

※太字下線部分が教材

教材の選択

本来であれば，教材は個人に応じてオーダーメイドされることがベストです。しかし，集合での学習場面では限界がありますので，大多数の人が活用可能なものが選択されます。教材を新たに開発するためには，多くの時間や費用が必要になる場合が多いため，院内研修では，既存の教材を活用することが現実的です。既存の教材を活用できる場合は，積極的に活用します。このときの注意点は，学習支援を必要とするポイント（これが個々の教材に期待される役割・目的になります）を明確にしておくことです。

同一材料であっても，活用の目的と使い方によって，何とおりにも活用できるものがあります。例えば，表4-7の1に「『説明ができる』ということの有用性・メリットを示す事例」という教材があります。「看護研究の進め方」研修第1回目の目標は「〜が説明できる」です。前述した学習目標の前提要素のスキルは身につけていますので，ここでは「説明できる」ことに対する動機づけを期待したわけです。そこで，説明のメリットによって受講者の興味・関心を得るための教材として「『説明ができる』ということの有用性・メリットを示す事例」が選択されました。

これだけでなく，もし，看護管理の研修のなかで「思考の言語化」という目標があったとします。その場合，言語化の意味を学ぶことを期待した材料としても，この「『説明ができる』ということの有用性・メリットを示す事例」を使うことができます。事例といっても，学習思考の何をサポートするかによって活用方法が変わるのです。

教材の開発

目的に合った教材が見つからない場合は，作ることになります。表4-7に示すように，1つの研修のなかで扱う教材は1つだけとは限りません。研修全体をカバーできる教材となると，かなり大掛かりなものになります。まずは，教授事象の1つを対象としたレベルの教材作成が行いやすいです。

ここでは，教材に何を期待するのかという，教材開発の目的を明確にすることが大切です。「いつも研修で使っているから，同じように作ればいいわ！」では受講者の学習支援にはなりませんし，かえって作業を増やし，負担だけを増すという結果になります。教材が学習の障害物にならないように学習者の状況やコンテキスト（→p.55 表2-9参照）を考慮し，興味・関心を高め，学習が効果的・効率的・魅力的に進むように工夫をすることが大切です。

＊　＊　＊

　学習を支援する材料として教材があることがわかりましたね。「とりあえず研修内容に関連した資料を配っておけばいい」というわけではありません。教材は学習者自身が置かれた状況の課題に対応するうえでは，重要な役割をもっていました。学習の展開を示すガニェ9教授事象をベースに置くと，学習者の課題が明らかになり教材の目的がはっきりとしました。

　みなさんが使ってきた研修教材は受講者のどのような課題解決に効果的でしたか？　教材を変えるだけでも人気のある研修に変えることができます。ちょっとだけ工夫してみてください。

Key Point

教材の選択と開発について学びました。

☐ 学習者が学びやすく，楽しく，興味をもてるようにすることが，学習教材を選択・開発するためのポイントでした。それは，学習者の事情，つまり「学習者分析・コンテクスト分析」の結果を考慮することで実践できることがわかりました。

☐ インストラクション（研修）の構成は，「ガニェ9教授事象」に沿って計画することができました。教授事象ごとに考慮すべき学習者の事情（学習者分析・コンテクスト分析の結果）は異なり，選択すべき教材も異なることがわかりました。

ワークシート❻　研修企画シート

研修目標	
研修日時	月　　　日（　　）　　　：　　　～　　　：
研修会場	

流れ	9事象の項目	時間	研修内容	学習者の期待行動	教授者の動き
導入	1. 学習者の注意を喚起する				
導入	2. 授業の目標を知らせる				
導入	3. 前提条件を思い出させる				
展開	4. 新しい事項を提示する				
展開	5. 学習の指針を与える				
展開	6. 練習の機会をつくる				
展開	7. フィードバックを与える				
まとめ	8. 学習の成果を評価する				
まとめ	9. 保持と転移を高める				

Part 5

実施
implementation

評価
evaluation

Chapter 10 「実施」と「評価」

> **学習ポイント**
> ☐ ID（教授設計）における「実施」と「評価」を学びます。

研修の実施

　▲月▲日17：00〜19：00，「看護研究の進め方」の研修がいよいよ始まります。研修は，研修担当者が研修企画書に沿って進行します。エミ師長の手には，ガニェ9教授事象を参考に作成した計画書と評価表が握られています。そしてやや不安そうに会場を見守っています。そして，2時間の研修が終わりました。

●── 研修の成功は企画の段階で80%が決まる

エミ師長：研修当日って，ちゃんと計画したあとは，そのとおりに実施するだけなので，私のすることは，そのとおり（計画どおり）に進んでいるのか，計画と違った行動があったらその理由を知ることだけだったわ。

　そうです，研修の成功は企画の段階で80%が決まっています。研修進行をしながら，進行する人がオプションの行動を必要とされるのは，分析，設計，開発の何かがまずかったということです。研修が始まってからバタバタしているということは，それだけで「どこかに問題あり！」とわかります。

●──「実施」とは評価のための情報収集

　IDの過程での「実施」とは，評価のための情報収集といえます。
　もちろん，研修を進行する人や演習サポーターの力によって，期待以上の効果を見ることもあります。実践すると結果がでます。すなわち，刻々と**研修企画の評価**がつくられていくということです。

評価をする

　前年度の「看護研究の進め方」研修へのアンケート評価がさんざんな結果だったことを思い出しながら，エミ師長はつぶやきました。「評価って，研修終了時に行うアンケートですよね……。みんな教える側の苦労なんてお構いなしに書いてきて，結構へこむんですよね」。

　しかし，本来IDにおける「評価」とは，教える側にとって最もモチベーションが上がり，やり甲斐がアップするプロセスなのです。

　IDのプロセスと看護過程が似ていることを思い出してください（図5-1）。看護介入の結果，改善した患者さんの姿を目標に掲げ，「情報収集・アセスメント」「看護計画立案」「実施」をします。その結果を踏まえ，看護介入のプロセス全体である看護過程の評価をします。目標に達しなかった場合には，どこが不十分でどう改善すればよいかを考えます。そして，計画を修正して再度実施します。このプロセスを通して看護目標に近づいていきます。場合によっては計画が削除されることもあります。

　IDプロセスの評価も同じです。「評価は改善のために行うもの」です。そして，もう1つ「評価によって，教育・研修の必要性（継続するか否か）を判断する」ことが目的です。図5-2にIDにおける評価の位置づけを示します。

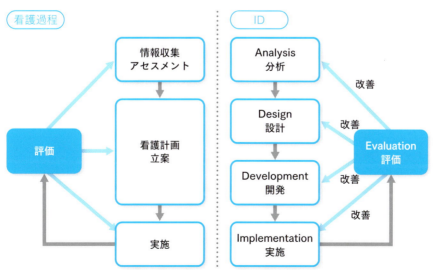

＊評価には，プロセスの最後に実施するものと，個々のプロセスごとに行うものとがある。

図5-1　看護過程とID（ADDIEモデル）プロセスにおける評価の位置づけ

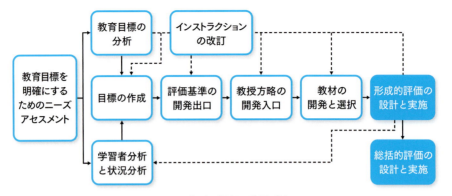

図5-2 ディック&ケリーのIDモデルにおける評価の位置づけ
出典：Gagné RM, Wager WW, et al（著），鈴木克明，岩崎信（監訳）：インストラクショナルデザインの原理．p.46，北大路書房，2007．より一部改変

評価とは

　インストラクション（研修）のプロセスと結果を対象に，教授設計（ID）を評価してみましょう。

　あらためて，インストラクションとは何であったかを思い起こしてみましょう。インストラクションが目的にするのは，学習者内の変化や成長でした。これは学習者個々にしかできないことで，インストラクションはそれを支援する（心意作用の発達を助ける）ことを目指します。

●───「評価」は改善のために行うもの

　「評価」は改善のために行うものです。学習者が，「どこまで」「どのように」学んだか（学ばなかったか）をデータにして，その原因（理由）を探ります。その結果を改善につなげるのが**形成評価**です。教授設計が効果的・効率的・魅力的であったか否かを評価の視点に置き，改善につなげるための「評価」です。

　また，「評価」を通じて，教育・研修の必要性（継続するか否か）を判断します。卒後教育である院内研修は，専門職者である看護師の育成と組織の理念を達成するための人材育成の一環として行われます。ですから，インストラクション（研修）の結果，人材育成に効果があるか，人材育成の費用対効果は妥当性があるか，研修に継続性があるかを判断します。これを**総括評価**と呼びます。その結果，効果が期待できなければ研修を継続しないことを選択し，新たなデザインを設計することになります。漫然と効果のない院内研修が継続されているときに

は，総括評価の視点が欠如している可能性があります。

形成評価と総括評価

以下に，「形成評価」と「総括評価」の2つの評価方法について解説します。

形成評価

形成評価は，研修本番前までに研修計画を評価・修正するものです。研修の企画を担う指導者にとっては，企画力を高める機会になりますので，楽しんで取り組んでいきましょう。

形成評価では，サンプル事例（受講者）で試行することが必要です。サンプル事例で【事前テスト―インストラクション（研修）―事後テスト】を行いながら，以下の視点で研修計画への形成評価を実施します。

- 計画したとおりに実施できるかを確認します。思うとおりにできなければ，問題点を明らかにし，修正します。そして再実施し，思うとおりにできることを確認します。
- 事後テストの達成度を確認します。達成度が不十分な場合には，問題点を明らかにし，修正します。事後テストで十分な達成が確認できるまで評価・修正を行います。
- 思うとおりに実施でき，効果が確認できた研修計画を，実際の受講者を対象に実施します。実施中の状況と受講者の達成度を評価しつつ，問題があれば改善を試みます。

なお，形成評価はインストラクションを設計する段階でとても重要です。ここでは，私たち看護師が院内研修として扱う現実的な範囲に限定して解説していますが，より詳細な手順が存在しています。学びを深めたい方は，この手順をIDの専門書でご確認ください。

総括評価

総括評価は，計画された研修が組織ニーズ（専門職者である看護師の育成と組織の理念を達成するための人材の育成）の充足に効果をもたらすか否かについて判断することを目的に行います。主な内容は表5-1のとおりです。

表5-1 総括評価のポイント

> ❶ 研修計画のそれぞれの過程が組織ニーズの充足に向かっているのか
> ❷ 研修の結果が，受講者に学習効果として現れるか（動機づけ効果）
> ❸ 学習結果は仕事に反映できるか（学習コンテクストの学びを業務や次の学習［研修］に転移できるか，集合研修の学びを業務にいかせるか）
> ❹ 学習結果は，組織のミッション達成に向けて活用されるか
> ❺ 研修費用の妥当性や人的資源確保の現実性

事例で考える「評価」のプロセス

　では，「看護研究の進め方」研修第1回の評価を行います。エミ師長の施設のミッションや教育体制はChapter3をご参照ください（→p.30）。
　表5-1のポイント①～⑤に示した評価をとおして，「看護研究の進め方」研修の継続の可否を判断します。

ポイント①：A病院には組織ニーズを反映した看護部の理念があり，この実現のために看護研究を行う必要性が確認できます。そして，理念を実現するための人材育成の目標としてクリニカルラダーがあります。そのなかにエミ師長担当の研修があり，「レベル2：自らの看護実践のなかに研究課題を見つけ，研究計画書を作成できる」ことが位置づけられています。すなわち，「分析・計画・開発・実施・評価」の各プロセスが，この目標に向かっているかを確認，評価します。

ポイント②：学習者・コンテクスト分析で明らかになった「学習意欲の低さ」の改善の効果を確認，評価します。

ポイント③④：学習の最終目標「看護研究研修修了者と病棟師長が看護研究チューターとなり，仮想の情報を基に研究計画書を所定書式で作成できる」ことに向けて行った第1回の研修（学習目標「いくつかの論文の内容を序論・文献レビュー・概念枠組み・方法と手順・引用文献・添付資料に分けられる」）で学習した効果を，次の研修に継続させられるかを確認，評価します。

ポイント⑤：学習者・コンテクスト分析で明らかになった「使える学習施設」「使える教材」「制約」「上司の支援」「実践の物理的・社会的状況」のなかで研修企画の

表5-2　前年度の研修終了時のアンケート項目

> A：本研修全体の印象について，お尋ねします
> B：あなたはどのような状況でこの研修に参加しましたか（主体性）
> C：研修内容についての感想をお尋ねします
> D：学習内容についてお尋ねします
> E：研修プログラムについてお尋ねします
> F：研修の進め方についてお尋ねします
> G：講師や教材についてお尋ねします
> H：教材についてお尋ねします
> I：研修内容の有効性と職場での活用についてお尋ねします

実施・継続が可能であるかを確認，評価します。

　エミ師長の施設における前年度の受講者アンケートの項目を表5-2に示します。これは総括評価に該当するもので，エミ師長の施設では前年度は総括評価のみを行っていたことになります。一見，研修計画全体を網羅した内容と思われますが，漠然とした質問内容なので，イメージする状況が回答者によって異なる可能性があります。また「個々の研修内容の何がよいのか／何が不足しているのか」という評価の目標を達成するための課題を知ることができません。

評価に必要なデータ収集

　IDのプロセスを評価するための情報を収集します。

データの種類

　収集する情報は「分析」「設計」「開発」「実施」の実践内容が効果的・効率的・魅力的であったのか，なかったのか，不足する要素は何であるかを探る情報です。ここまでの過程で行ってきたことは次の内容でした。

分析：ニーズ分析，ゴール分析・学習課題分析，学習者とコンテクスト分析，パフォーマンス目標設定
設計：評価基準の作成，教授方法の選択・開発
開発：教材の選択・開発
実施：研修実施，インストラクションの実施

　これらが受講者に対して効果的・効率的・魅力的な学習結果を生んでいたかを

振り返ります。これまでの資料を出して，IDにかかわった教育委員と振り返ってみましょう。この場面では，携わった担当者に「もっとちゃんと分析するべきでした」といった個人の反省を求めるのではなく，あくまでも実践した内容（事実）の過不足を判断してもらうことがポイントです。

● データ収集のタイミング

データ収集のタイミングは，「分析」「設計」「開発」「実施」の一連のIDプロセスの最後に行うものと，個々のプロセスの終了時に行うものとがあります（図5-1参照）。

前者では，一連のインストラクションを実施した結果を基にプロセスを振り返ります。後者では，分析が終わったときや設計が終わったときなどに，個々のプロセスで実施すべき内容が含まれているかを評価します。

設計を開始してから，学習者の情報が不足しているために興味を引き出す設計ができないと気づくこともあります。評価（特に形成評価）の目的は，よりよい教授設計（ID）を行うことです。間違いに早く気づき，教える人の無駄な労力を使わず，よりよい研修を企画します。

「看護研究の進め方」研修の評価

エミ師長は第1回「看護研究の進め方」研修を，30名の受講者を対象に実施しました。研修前に資料を配布し（エミ師長作成のとても魅力的な資料でした），研修開始時の前提要件を評価したところでは，全員，すべての項目で十分以上の習得が確認できました（評価表はChapter7　表3-6「学習課題①（言語情報）の評価表」を参照→p.77）。

研修終了時の目標達成度（Chapter7　表3-7「学習課題②（知的技能）の評価表」を参照→p.78）は，25名が全項目「優れている」の評価で，5名で1～2項目「十分」の評価が含まれていましたが，「不十分」はありませんでした。

エミ師長，ほっと一安心です。そして，ニコニコしています。その理由は，受講者に行った受講後アンケートの結果に満足したからです。今回のアンケート内容を表5-3に示します。ARCSモデルを参考に，この研修に対する興味の度合いを「注意（A：attention）」「関連性（R：relevance）」「自信（C：confidence）」「満足感（S：satisfaction）」の側面から評価してもらったのです。

「5．やりがいがありましたか」の項目で［3］（5点満点中）の評価がありました

表5-3 研修満足度アンケートの例

【質問項目（ARCSの該当項目）】
 1. 楽しかったですか（A）
 2. 飽きなかったですか（A）
 3. 期待感がありましたか（A）
 4. 進行がありきたりではなかったですか（A）
 5. やりがいがありましたか（R）
 6. 自分に関係があると思いましたか（R）
 7. 内容は十分でしたか（R）
 8. 研修方法に満足しましたか（R）
 9. 学んだことの実践には自信がもてましたか（C）
10. 研修目標は意識できましたか（C）
11. 研修を通して，実践できるようになった感じがしますか（C）
12. 研修受講中，自由に過ごせましたか（C）
13. 研修に参加して満足感はありますか（S）
14. 学んだことで，役に立ちそうなものはありましたか（S）
15. 習得度の評価は納得できましたか（S）
16. 評価項目が研修目標と関連していると感じましたか（S）

A：注意，R：関連性，C：自信，S：満足感

が，それ以外はすべて［4］以上の評価でした。受講者の多くが「看護研究の進め方」研修に満足してくれたようです。やりがいを強く感じてもらえなかったことに関しては，もっと課題のレベルを上げてもよかったかもしれないとエミ師長は考えました。第2回の研修で加味していこうと考えています。

IDのプロセス全体の振り返り

多側面の分析を行い，それを使った設計や開発をした研修は，実施をもって評価をする過程に入りました。

IDにおいて評価は1つのプロセスですから，最終という表現はあまり適さないかもしれません。難しく考えず，看護過程と同じように教授設計の過程を振り返ってみましょう。

インストラクション（研修）の目的は学習者が効果的・効率的・魅力的な学習をしてくれるように支援することです。この視点でプロセス全体を振り返り，改善点を明らかにし，改善する（形成評価）ことが大切でした。すべての終了時には，その研修自体を続けるか否かの価値を総括評価する過程がありました。

ここまで，分析から評価までの一連のIDプロセスを追ってきました。日頃行っている研修企画と大きく異なるものではないと思います。少しあいまいに行っていた部分を，より正確に行っていくイメージです。正確に行うためには

個々のIDのプロセスで行うべきことを明確に押さえておくことが必要です．面倒な作業が増えたように思えるかもしれませんが，するべきことが明確になり，結果として無駄を省くことになります．

　院内研修には，多くの労力が費やされている割には，結果が伴わないものが非常に多くあります．そのようななかで，「研修をしてもどうせそんなに変わらない」と，ありたい姿（目標）への到達を無意識に諦めていませんか？　そんなことはありません．漫然と"いつものように"する研修企画から，学習目標の達成を志向する研修企画に大きくシフトさせましょう．受講者のために，そして研修企画を担うあなたのために！

> **Key Point**
> IDにおける「実施」と「評価」について学びました．
> ☐ IDのプロセスでの「実施」は，評価のための情報収集といえます．
> ☐ IDにおける「評価」とは，教える側にとっては最もモチベーションが上がり，やり甲斐がアップするプロセスです．
> ☐ 評価は改善のために行うものです．
> ☐ 評価によって，教育・研修の必要性（継続するか否か）を判断します．
> ☐ 形成評価は，研修本番前までに，研修計画を評価・修正するものです．
> ☐ 総括評価は，計画された研修が組織ニーズの充足に効果をもたらすか否かについて判断することを目標に行います．

ワークシート❼　期待する行動・パフォーマンス達成の学習課題分析

できるようになってほしい行動・パフォーマンス

学習課題		どのように測定しますか
言語情報		
知的技能	弁別	
	概念	
	ルール原理	
	問題解決	
運動技能		
態度		
認知的方略		

Part 6

IDを用いた人材育成

Chapter 11 参加したくなる研修

学習ポイント

- [ ] 人が何によって動機づけられるのか，参加したくなる研修とはどのようなものか考えていきましょう。
- [ ] 効果的な研修のPR方法を考えてみましょう。

研修改善のポイント

　ここまで，既存の研修をインストラクショナルデザイン（ID）の方法を使って，再構築してきました。研修スケジュールを決定するまでには，目標や学習課題，方法を決定するための分析に多くのエネルギーを使いました。研修をリニューアルするには，メーガー[1]の下記の問いに答えてみると，改善のポイントが意外と簡単に見つかります。

"Where am I doing?"（どこに行くのか？）：学習目標
"How do I know when I get there?"（たどり着いたかどうかをどうやって知るのか？）：評価方法
"How do I get there?"（どうやってそこへたどり着くのか？）：教育方法

　IDを用いて研修を効果的・効率的・魅力的にする作業をしてきましたが，院内研修はIDだけですべてが改善できるわけではありません。もっとよい方法もあるかもしれませんが，IDを研修改善の一手段として知っておくと有用だと理解してください。

参加したくなる研修をつくる

　研修会を開催しても，参加者数が少なかったり，上司に参加するように言われたから出席しているという，あまりやる気のない参加者が多かったりすることがあります。参加者にとっても研修企画者にとっても不幸な状態です。特に後者のような研修は，効果的ではないだけでなく，疲労や不満を生み出すため，開催しないほうがよいでしょう。

　研修の方法がどのようなものであっても，学習者が学ぼうと思わなければ，学習は始まりません。学ぼうとする行動が発現されるように支援することが，"参加したくなる研修"を企画することになります。

　IDの過程で学習者分析を行ったときに，「学習動機づけ」（→p.51）という項目がありました。そこで扱ったARCSモデルを用いて，人が何によって動機づけられるのかを知り，それを研修企画に反映させることで，研修に興味・関心・やりがい・満足という感情をもたせましょう。それが，研修に対する動機づけになります。

動機づけを行う対象者

　学習の動機づけを行う対象者は2つの群に大別できます。1つの群は，関連の研修に参加したことのない対象者です。もう1つの群は，該当の研修もしくは，関連した研修に参加したことのある対象者です。いずれの対象者であっても，研修参加に対する動機づけを行うという目的は共通ですが，受講経験の有無という点において両者には違いがあります。

▶研修受講経験のない人の参加意欲を高める

　その方法は，研修の広報です。研修に参加すると，どのような学習が可能であるかを告知します。いわゆる研修PRです。

▶研修受講経験がある人の参加意欲を高める

　その方法は，研修受講をした際に，満足度が高くなる（高くなった）経験をすることです。すなわち，参加したくなる（満足度の高い）研修にすることが，次

の研修参加の動機づけになるということです。

＊　＊　＊

エミ師長は，研修PRの方法で参加者数が変わることに不満な様子です。

「必要があって研修を企画しているのだから，PRなんかしなくたって，各自が意識して研修開催に気づくべきです！」。

この意見も間違ってはいません。自己のキャリアプランが明確で学習意欲の高い人は自分で学ぶ場所を見つけられます。とはいえ，情報が研修対象者の身近にあり，アクセスしやすいほうが参加率が上昇するのは事実です。院内研修は病院組織の運営戦略でもあります。企画した研修の費用対効果を高めることも必要ですから，多くの人に有意義な研修を提供することの効果や効率性も考えていきましょう。

研修のPR方法

研修をPRすると，参加者が増えるだけでなく，研修の目的に合った（そこにニーズを感じている）参加者を集めることができます。研修内容もわからないまま参加することを防ぐことになるのです。無味乾燥な，まるで召集令状のような告知文書が休憩室にバーン！と掲示されるより，ちょっと楽しげな印象があれば注目を集めやすいでしょう（図6-1）。

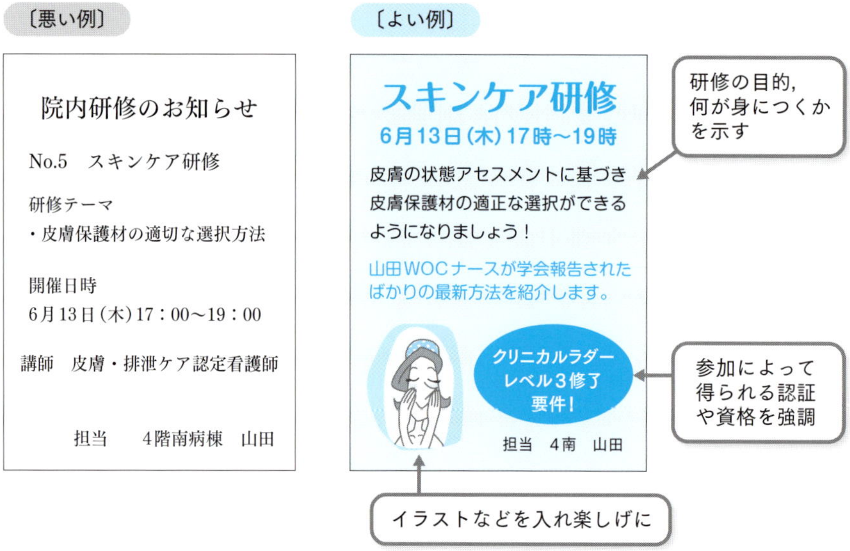

〔悪い例〕

院内研修のお知らせ

No.5　スキンケア研修

研修テーマ
・皮膚保護材の適切な選択方法

開催日時
6月13日（木）17：00～19：00

講師　皮膚・排泄ケア認定看護師

担当　4階南病棟　山田

〔よい例〕

スキンケア研修
6月13日（木）17時～19時

皮膚の状態アセスメントに基づき皮膚保護材の適正な選択ができるようになりましょう！

山田WOCナースが学会報告されたばかりの最新方法を紹介します。

クリニカルラダー
レベル3修了
要件！

担当　4南　山田

- 研修の目的，何が身につくかを示す
- 参加によって得られる認証や資格を強調
- イラストなどを入れ楽しげに

図6-1　研修のPRポスターの例

表6-1　研修PRの方法例

- 回覧文書
- ポスター
- 院内メール
- 種々の会議での伝達
- 関連資料の提示
- 事前学習会開催
- 事前資料の提示・公表

　PRの際に強調するとよい内容は，研修のゴールとして習得できる具体的な内容と，参加によって得られる認証や資格（クリニカルラダーの認証等），研修の方法，組織内（病院内）の位置づけ（意味づけ）です。これらの項目は，参加者の受講動機となる，「**関心**」「**職務**」「**自身のキャリア**」と大きく関連しています。動機づけモデルのARCSのA（注意）とR（関連性）を刺激することになります（ARCSモデルの詳細は後述）。これらの項目を表6-1のような手段でアピールします。

回覧文書／ポスター／院内メール

　回覧文書やポスター，院内メールは，視覚にやさしく，学習成果として期待できる内容がわかる内容を含めます。個人ごとに配布する回覧文書であれば，個人名を記載しておくと，関心度を上げることができます。メールを配信するときも，受信者の名前を宛名として記載すると効果的です。研修受講予定者として一括りとならず，多数のなかにあっても1人の受講者としての存在が強調されます。

関連資料の提示／事前学習会開催／事前資料の提示・公表

　研修のPRとともに，研修内容に関連する資料を提示したり，事前に学習する内容を公表したりすることで，研修内容を具体的にイメージしやすくなります。また，事前に学習をしておくことで，研修効果を向上させることにもつながります。

　事前課題を課す場合には，個人へ提示される場合が多いのですが，誰もが事前課題を閲覧できるようにすると，研修についての関心を常時全体的に高めることができます。事前課題や関連資料は単に提示するだけではなく，それに関する双方向性のある情報交換がより効果を高めます。事前課題に個人で黙々と取り組むより，サポートを得たり，同じように学ぶ者同士が連携したりすることにより，学習への関心度を維持，向上させることがあります。

　研修企画者としては，この機会を，研修直前の学習ニーズを探る機会として有

効に活用できます。ぜひ，可能な範囲で研修直前のアンケートなども考えてみましょう。

魅力ある研修づくり

　参加したくなる研修をつくるための根幹となる課題です。成人学習者である私たちが求める「魅力」とは何でしょう？（→p.26）　これをしっかりとつかむことがポイントです（Note）。

　おとなの学習では，ノールズによる「**P-MARGE**」[2)]のニーズが研修で満たされるデザインであることが必要です。役割意識や専門職者倫理による動機づけとともに，押さえておくべきポイントです。

　P-MARGEとは，下記の頭文字をとったものです。
P（practical）＝実利的
M（motivation）＝動機が必要
A（autonomous）＝自律的
R（relevancy）＝関連性
G（goal-oriented）＝目的指向性がある
E（experience）＝経験

　また，学習は内的動機づけと外的動機づけによる情動に支えられているとも表現できます。内的および外的要素が動機を喚起するという構造です。前述のP・A・R・G・EがMを刺激し，学習行動が発動するともいえます。いかに動機づけし，維持するかが，研修参加の行動結果に影響することになります。つまり，「動機づける」ことが重要ということです。

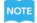
おとなの学び方については，王道の書籍といえる，Knowles, MS（著），堀薫夫，三輪建二（監訳）『成人教育の現代的実践─ペタゴジーからアンドラゴジーへ』（鳳書房，2002）を参照してください。おとなである私たちに必要な学習支援方法が記されています。おとながどういう状況のときに，研修に参加しようと思うかがよくわかります。

研修受講の動機づけとIDの過程

　動機づけは，内的・外的要素によるものですが，学習者のこのような要素を具体的に拾い上げるプロセスがIDにはあることを，Chapter5「学習者分析・コンテクスト分析」で学びました。

　そこでは，学習者個々の抱える（学習するうえでの）"事情"を「学習者分析」で抽出しました。学習環境の事情を「学習コンテクスト分析」から，さらに学習したことを実践するときの事情を「パフォーマンスコンテクスト分析」から抽出し，それらに研修企画のなかで配慮することで，学習者の関心，自分との関連性，学習結果への自信，そして学習全体への満足感を得る教授設計方法を学びました。

　これは，ARCSモデル[3]をIDの過程に活用した方法です。ここでARCSモデルを活用するためにその内容をもう少し具体的に見てみます。

ARCSモデルによる研修企画

　ARCSとは，注意（attention），関連性（relevance），自信（confidence），満足感（satisfaction）のことです（→p.84）。

　各項目を一言キャッチコピーで示すならば，次のようなイメージです。
Attention：おもしろそう！
Relevance：やりがいがありそう！
Confidence：やればできそうかも！
Satisfaction：やってよかった！

　研修に参加しようと考えたとき，また研修に参加しながら，受講者がこのような気持ちになる（動機づけられる）ような工夫を，研修企画（教授設計）をするときに考えるのです。

　以下はARCSを考慮する際に，研修企画者に期待される問い[4]です。これに答えることで学習者のニーズに応え学習動機を喚起することにつながります。

▶注意（attention）：おもしろそう！
・興味をもってもらうには？（**知覚的喚起**：perceptual arousal）

- 「なんで？　どうして？」を刺激するには？（**探求心の喚起**：inquiry arousal）
- 「もう飽きた！」と言わせず「興味・関心・おもしろい！」を維持するには？（**変化性**：variability）

▶関連性（relevance）：やりがいがありそう！

- 経験や関心事とつなげて，継続性をもって考えてもらうためには？（**親しみやすさ**：familiarity）
- そもそもの目的や取り組むことを自分のメリットとつなげて考えてもらうには？（**目的指向性**：goal orientation）
- やり方の工夫を自分に都合よく，楽しく行えるようにするためには？（**動機との一致**：motive matching）

▶自信（confidence）：やればできそうかも！

- 達成可能で満足できる目標とは？（**学習要求**：learning requirement）
- 目標達成につながるステップをどう設定する？（**成功の機会**：success opportunities）
- 失敗も想定した個人のステップをどう設定する？（**コントロールの個人化**：personal control）

▶満足感（satisfaction）：やってよかった！

- 目標に対する達成度を評価するには？（**自然な結果**：natural consequences）
- どのような結果にせよポジティブに表現する方法は？（**肯定的な結果**：positive consequences）
- ありのままの結果を大事に受け取るには？（**公平さ**：equity）

動機づけることで学習を支援する

　このような動機づけが，研修参加を促進します。すなわち動機づけることで学習を支援する設計ができるようになるのです。IDの一部分にARCSを活用するのではなく，すべての過程の基盤にARCSを置き設計します（**表6-2**）。学習分析の結果から学習者の特徴をつかみ，そのような学習者の興味・関連性・自信・満足感を得るための工夫を考えます。コンテクスト分析の結果も同様で，さらに他の要素に関しても考慮していくことで，学習者のニーズの充足が図れます。この結果，研修受講中／受講後の満足度は高まります。すると，次の研修に対する関心度も高まるので，研修に参加したいと思う動機づけにつながっていきます。

表6-2 教授設計上の要素と動機づけ（ARCS）の関係

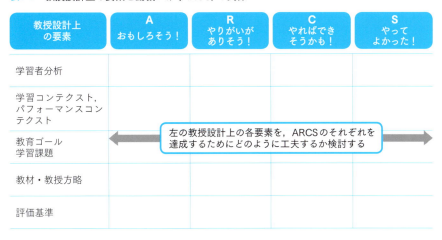

学び続ける看護師にとって重要な動機づけ

　学習行動を喚起する動機は内的動機づけによるもので，継続的に維持されています。もちろん外的動機づけも有用です。例えば，専門職者としての責任感から研修に参加している人を見かけますが，この姿勢も大切です。人は多様な欲求をもつ存在であることも忘れずに，厳しさだけにならないような学習の場をつくっていきましょう。意味をもって楽しく学べれば，さらに研修の効果・効率性が上がります。既存の研修におとなの学びの要素をちょっと加えてみるだけで，人気の研修になりそうです。

　学習した"この研修に参加したくなる"という動機づけは，学び続ける看護師にとって大切な要素でした。職務に対する強い責任感に基づく動機づけも重要ですが，人は多様な欲求（ニーズ）をもっていますから，その欲求の充足を学習課題と位置づけ，意味をもって楽しく学ぶことで課題の実現ができました。

　まずは，**学ぶ環境づくり**が重要です。よりよい医療・看護の提供に向けては，看護力の向上が常に課題として挙がるところで，「学ぶ材料」としての研修のあり方をインストラクショナルデザイン（ID）を用いて工夫してきましたが，学び続ける専門職者を育成するためには，学習者に「**学び方**」を学んでもらう必要もあります。

Key Point

研修企画のコツを学びました。

- [ ] メーカーの3つの問いから研修改善のポイントが見つかります。
- [ ] 学ぼうとする行動が発現されるように支援することが，"参加したくなる研修"を企画することになります。
- [ ] ARCSモデルを用いて人が何によって動機づけられるかを理解しました。
- [ ] 研修をPRすることで，参加者が増えるだけでなく，研修の目的に合った参加者を集めることができます。
- [ ] おとなの学習者には，ノールズによる「P-MARGE」が満たされるようデザインします。
- [ ] ARCSモデルを活用することで，学習者のニーズに合った研修を企画できます。

参考文献
1) Mager RF（著），産業行動研究所（訳）：教育目標と最終行動─行動の変化はどのようにして確認されるか．産業行動研究所，1970．
2) Knowles MS（著），堀薫夫，三輪建二（監訳）：成人教育の現代的実践─ペタゴジーからアンドラゴジーへ．鳳書房，2002．
3) Gagné RM, Wager WW, et al（著），鈴木克明，岩崎信（監訳）：インストラクショナルデザインの原理．北大路書房，2007．
4) Keller JM（著），鈴木克明（監訳）：学習意欲をデザインする─ARCSモデルによるインストラクショナルデザイン．北大路書房，2010．

Chapter 12 専門職者育成の強化と自律した学習者の育成

学習ポイント

- [ ] 自律した学習者を育成するための工夫を考えていきましょう。
- [ ] 専門職者育成の強化と自律した学習者の育成を考慮する方法，実践が組織的に及ぼした状況を振り返ります。

"学び方を学ぶ"ことの必要性

　組織マネジメントの視点では，組織ミッション遂行に有能な人材を育成することが重要な課題です。看護師という専門家の育成は，単に技術のみが熟達できればよいものではありません。

　看護師は生涯を通して学習者であることが必要です。これができるようになるために，"学び方を学ぶ"ことが必要です。学び方を学ぶ？と不思議に思いますね。ベテラン看護師のなかにも常に学び続けている姿があります。専門家としての価値を維持することは，学習によりなされるものであり，個人に資する能力です。研修の学習課題ではありませんが，教育機会にかかわる私たちは意識したいところです。

「学習行動」を人材育成につなげる

　「看護研究の進め方」研修を実施して手応えを感じていたエミ師長には1つの心配事があります。「看護研究の学びを支援したけれども，院内研修は他にもたくさんあるし……。なんだか大変だわ」。その話を聞いていたミカ師長は「知識や技術もそうだけれども，おとなとしての対応や看護師としての責任感も学んでほしいわ」と言っています。

効果的・効率的・魅力的な研修には，求められる知識・技術を確実に学んでもらうことと，専門職者としての成長という2つの期待がありそうです。

看護管理者にとっては，既存の研修を有効に活用することはもちろんですが，その先にあるスタッフの成長，組織の成果が最大の関心事です。研修という学びの場，学ぶ材料をIDを用いて工夫する目的は，スタッフの成長や組織の成果達成への手段にするためです。

ここでは，学習という行動を活用した人材育成の方法を解説します。研修や学習場面へのかかわりを通して，看護実践の質の向上を目指す学び方を習得するための学習デザインを行っていきます。

専門職者として看護師が学ぶべきことと学び方

みなさんは，専門職看護師に期待する専門能力として，何を挙げますか？

看護師が行う一般的なケア実践力に加え，専門看護師や認定看護師が行う専門的知識・技術を活用する能力，専門性を発揮した実践場面の調整力など，多様な能力が期待されるでしょう。

さらにこれらの能力は，継続的にブラッシュアップされる必要があります。なぜなら，専門性とは特定の領域に特化した能力であり，医療の進歩に従って変化することが期待されるからです。すなわち，一定の能力を習得することは，専門職者としての能力を一時的に習得したに過ぎず，継続的にブラッシュアップをし，能力を更新する力が求められます。

人材育成につながる学習デザイン

では，人材育成としての学習を具体的に計画していきましょう。

まず，求めたい専門能力を記述します。"求められるコンピテンシーの記述"ということになりますが，そう難しく考えず，管理者のみなさんが自部署で目指す看護実践のなかで，他の部署にはない特有の実践行動を記述してみます。部署の特性のなかで優れた実践をしているスタッフの行動を列挙してみると，容易に記述することができます。

例えば，あるICUでは，「患者の反応や意図的な生体情報の収集から，治療，

回復を阻害する要素や促進する要素を抽出し，阻害要素を低減し，促進要素を増強すること」を部署内の看護目標にしています。その実践ができているベテラン看護師の実践を観察すると，次の6つの実践行動が抽出されました。

・ICUの治療環境において，下記の行動が実践できる。
①患者の生命の危険度を生理的状態（呼吸・循環・意識）から判断できる。
②患者の反応から，生体内の状態を推察でき，身体機能の問題点を焦点化できる。
③焦点化した問題の影響要因への介入方法を選択できる。
④計画した介入を実施し，その評価と改善ができる。
⑤患者への治療・看護の結果が目標達成に向かっていることを確認できる。
⑥業務実践に際して，チーム内での情報の共有化ができる。

いかがでしょう。ICUの看護師の行動から抜き出されたものですから，すべて行動レベルで記述されています。IDのプロセスで学習目標，課題，評価指標を測定可能な行動で記述するという重要なポイントがありましたが，一般的なコンピテンシーで記述するより，このように実際の現場で必要となる行動を目標に挙げることで，現場の特性を加味しやすくなります。

このような行動がとれれば，「ICU内で求められる専門的実践」ができることになります。これらをChapter3で学んだ学習ニーズ分析の「ありたい姿」と設定し，教授設計のなかで学習可能な形にデザインしていきます。

学習方法

生涯にわたって学び続ける専門職者は，「教えてもらう」という方法だけでは学習を継続できません。学習課題を設定し，その課題達成の方法を選択し，学ぶ。そして，実践し評価する。目標達成に向けてその結果とのギャップから学習課題を再設定していくという，継続的に学習過程を繰り返す方法を習得し，生涯の学びを可能にしていきます。

世の中には多くの学習方法が存在します。"これでなくてはいけない"と方法を限定せずに，学習者は自分が最も効果的・効率的かつ楽しく学べる方法を選択します。そのポイントは効果が出ること，次に効率的であること，意味をもって学べることです。楽しいけれども，一向に現場の実践に効果があがらない学習方法は，専門職者の学習には向きません。教育者や管理者は，部署のなかでどのよ

うに人材育成をマネジメントしていくかの計画に基づいて，複数の学習方法のなかから，学び続けられる学習方法を選択します。多くの場合，経験学習を選択することが多いでしょう。

◉ 経験学習とは

知識や技術を含め，「専門職者になる」ための学びは，"行うことで学ぶことにより専門技能は最もよく修得される"[1]とされ，「経験学習」が成人学習を効果的に進める理論として紹介されています。経験学習では，コルブやデューイによる理論をよく目にします[2,3]。

経験学習では，自己の経験から学習課題を抽出したり，経験を教材として学ぶことができます。つまり，毎日の臨床実践からも学ぶことができるのです。自分自身の直接的な経験はもちろんのこと，他者の体験を見る間接的な経験，何らかの模擬体験を通じた経験からも学ぶことができます。

コルブの経験学習モデル（図6-2）では，体験がどのように経験学習の過程につながるかを理解できます[2]。また，経験学習に関連した書籍を多く執筆している松尾は，以下のように経験学習の要点を説明しています[4]。

- 何よりも行動をしてみなければ始まらない。
- 単に行動をするだけでなく，それを振り返ることが重要。
- 単に振り返るだけではなく，それを次の行動に振り向けることが重要。

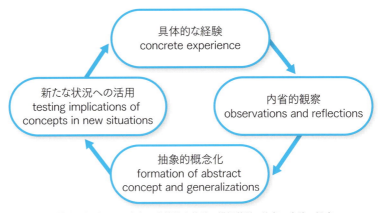

具体的な経験には，自身の直接的な体験，模擬体験，他者の実践の観察などを含む。

図6-2 コルブの経験学習モデル[2]
Kolb DA: Experiential Learning: Experience as the Source of Learning and Development. FT Press, 1983.

これを私たち指導者の実際の行動に表してみれば，以下のようになるでしょう。

- 行動を起こし，経験できる環境づくり。形にとらわれず体験する。
- 体験しっぱなしにせず，体験を材料に学習機会をつくる。
- 体験を振り返り，そのなかから意味ある行動を抽出し，次の実践に活用する。

経験学習による学び方──学びの主体は学習者

　目標達成に向けた行動の結果の振り返りから，実践力向上の学びができることを体得することが，経験学習の「体験から学ぶ方法」です。

「今のケアは，うまくいかなかった／今のケアは，うまくできた」（具体的経験）
「それはどうしてだろう？」（振り返り）
「看護ケアとしての○○があるか否かが実践のポイントだ」（概念化）
「同じような事例があったので，気づいた実践のポイントを応用してみよう」（新しい計画）
「実践してうまくできた／実践してうまくできなかった」（具体的経験）
「それはどうしてだろう？」（振り返り）

　こうした過程を繰り返し経験し，自分の体験を自分自身の思考のなかで振り返ることで，自分自身が今まで知らなかったことに気づき，今まで知らなかったことを実践できるようになることを学習者自身が気づくことが「学び方の過程」です。このサイクルは自分自身が回すものです。もちろん支援者の存在は必要ですが，決して教授者は必要なく，学びの主体は学習者でなければなりません。

　この学習方法を実現するためには，明確な目標が設定されていることが重要なポイントです。目標があることで実践結果の振り返りが可能になり，その過程で学習が発生するからです。このサイクルを自分で回せるようになれば，1人で学べる自立した学習者になったといえるでしょう。

経験学習をIDにいかす

　Chapter5「学習者分析・コンテクスト分析」で学んだように，IDは，学習環境の条件を分析対象にしていましたね（→p.49）。その学習環境の条件の1つとし

て,「経験学習を体験できる教授法」が挙げられます。また,"体験を振り返ることから,改善につながる気づきを得る過程を理解する"といった学習課題として,経験学習のプロセスを学ぶことを課題に置くことも可能です。

学習課題が記述できれば,IDとしてデザインすることが可能です。図6-3ではADDIEモデルにあてはめる形で,IDプロセスに経験学習の要素を含めるために,学習設計段階で考慮すべきことを示しました。

エミ師長:確かに,計画的に学習方法を習得することは重要ね。でも,臨床の場面では,過程の一部分にかかわることも多いと思います。例えばスタッフと業務をともにしながら,I(実践)とE(評価)にかかわっていることもあるわ!

そうですね。研修以外にも,現場には多くの学習機会があります。臨床での看護実践は「経験の連続」です。コルブの具体的実践が繰り返し発生していることになります。つまり,臨床での経験に振り返りが存在していることで,学習過程の経験が可能になるのです。エミ師長がI(実践)とE(評価)を実践のなかで行っていることと重なりますね。これは,いわゆるOJTです。OJTは臨床実践の場における学習です。OJTを経験学習に昇華させるためには,"経験学習をさせる""学習方法を習得させる"という意図,つまり学習目標・学習課題の存在が必須です。

そして,自立という主体性は学習者の意欲に支えられますので,「動機づけ」の支援こそが管理者がとるべき重要な行動になります。

A:分析	ニーズ分析の過程に経験学習の体験を含める
D:設計	行動の振り返りで学習ができることを体感し,気づけることを計画する。このような学習方法に興味をもってもらう
D:開発	経験学習を体験できる,シナリオ作成,実践場面の調整(OJTシステムの開発・調整)
I:実践	意味のある経験へのファシリテーション
E:評価	学習者が,学習過程の体験から,または過程を振り返って,体験から始まる学習の存在に気づくことができたかを評価する

図6-3 IDプロセスに経験学習の要素を含めるために,学習設計段階で考慮すべきこと

「学習デザイン」は，看護管理者にとって人材育成の手段となることがわかりました。研修の機会を使って，または現場での学習機会を通して，自律して学び続けられる人材を育てていきます。複雑かつ毎日進化する医療現場で活躍できるのは，日々学び，改善のサイクルを回し続ける人材です。そのために効果的・効率的・魅力的な学びの場，研修を企画していきましょう。

Key Point

「学ぶこと」の大切さと学び方を理解しました。
☐ 看護師は生涯をとおして学習者であることが必要です。
☐ 学び方を学ぶことの重要性を理解しました。
☐ 研修では「知識・技術を学ぶこと」と「看護師としての成長」の2つが求められます。
☐ 経験学習では，自分自身の直接的体験はもちろん，他者の体験を見る間接的な体験からも学べます。

引用・参考文献

1) Cruess RL, Cruess SR, Steinert Y（著），日本医学教育学会倫理・プロフェッショナリズム委員会（監訳）：医療プロフェッショナリズム教育—理論と原則．p.8, 日本評論社, 2012.
2) Kolb DA: Experiential Learning: Experience as the Source of Learning and Development. FT Press, 1983.
3) Dewey J（著），市村尚久（訳）：経験と教育．講談社, 2004.
4) 松尾睦：経験からの学習—プロフェッショナルへの成長プロセス．同文舘出版, 2006.

Chapter 13 院内研修の見直しと現場の学習支援

学習ポイント

☐ 効果のあがらない研修や人材育成をIDのプロセスを使って変えていきましょう。

☐ 看護管理において人材育成は重要な手段です。院内研修の改善は効果が現れやすいのです。

よりよい成果をあげるために

　看護管理者は，よりよい看護サービスの提供，そして組織のミッション遂行に向けて臨床現場を管理します。そこには，実践者がよりよい成果をあげられるようにするうえでの課題がいくつもあります。

　その課題は，実践者の能力の向上という1つの課題に集約される傾向がありますが，実際に能力を向上させるためにはさまざまな要因が関与します。しかしながら，これら一括りにされた課題のすべてを教育課題とし，すべての課題解決を研修実施で対応しようとしていないでしょうか。

　この状況は，問題解決に至らなかったり，実践者の向上意欲（学習意欲）を削いだり，そもそもの臨床実践に負担を与えてしまうという悪影響になる可能性が高いのです。頑張っているけれど効果があがらない人材育成や院内研修は，看護管理者にとって大きな問題です。

　エミ師長が「看護研究の進め方」研修を担当した経験は，まさに研修が職場に悪影響を与えていたことの気づきから始まり，実践力向上につながるための研修企画・運営の改善のプロセスでした。

エミ師長：任された研修を一生懸命に企画しているのに，効果があがらないし，
　　　　　師長さんがスタッフを研修に参加させることにさえクレームを言って

くるのが耐えられませんでした……。

IDを使って変わったこと（1）：
研修で扱う内容が明確に

では，IDプロセスを用いるようになって，どのような変化があったのでしょうか。

エミ師長：研修を企画することから始めなくなりました。

これまでは，"できないこと"が問題であり，課題でした。だから，できなかったことを研修の学習目的にして企画をしていました。できない原因はさまざまにあったのですが，技術と知識の不足と決めつけていました。しかし，さまざまな原因に目を向けると，研修で扱う内容ではないものがありました。そのため，業務改善で問題解決できるものは研修で扱わないようになりました。その分，研修で行う内容が明確になり，教材や指導方法の工夫ができます。

●────IDの技：ADDIEのA（analysis：分析）

「学ぶべき課題・学ぶ人の状況・学ぶ場所の状況・実践する場所の状況」の情報を収集して，実態を明らかにすることがIDでは重要です。

学ぶべき課題は，知識や技術に関する個人の能力（言語情報，知的技能，運動技能，態度）であり，組織の課題を個人能力の課題にすり替えてはいけません。

●────人材育成の技：教育課題の明確化

現場の問題解決をする際に，目標となるパフォーマンスを明確に見定め，そこに関与している要因を整理・分類します（現状分析）。そのなかで人の能力にかかわる部分を教育課題とします。部署内の業務システムが原因であれば，業務整理に向けたマネジメントを選択します。医療事故発生時に，発生の原因がシステムにあるのか個人の能力なのか，または職場外の要因によるものなのかを判断しますね。その過程で，教育課題が抽出された場合に，教育・指導・研修などの計画に向かいます。

IDを使って変わったこと（2）：
明確な評価でモチベーションアップ

エミ師長：研修の結果を，行動を表す表現で評価するようになりました。

　これまでは，"〇〇を理解する"や"〇〇を習得する"という研修目標を立て，受講者に「理解できましたか？」「習得できましたか？」という質問で結果を評価していました。これでは，個人差があったり，何がどのくらい理解・習得できたのかがわからなかったりしました。

　一方，IDを使って結果の評価基準を行動で表す（例：「〇〇を自分の言葉で説明できる」など）ことにより，誰が見ても同じ基準で達成度を評価できるし，受講生自身は何ができるようになれるのかがわかり，モチベーションが高められます。

●─── IDの技：ADDIEのD（design：設計）

　研修の出口と入口を確定します。出口は，研修の目標となる能力習得状態であるとともに，評価内容です。入口は，その研修受講時の能力の状態です。入口の状態を出口に誘導するのが研修です。"出口－入口＝研修内容"ですから，出口と入口を決めてから研修内容を決定すると，無駄を省け，必ず出口（目標）に達成したかどうかを明確に確認できます。言語情報，知的技能，運動技能，態度のそれぞれを表す行動の表現で出口・入口を表します。

●─── 人材育成の技：多様な支援方法の活用

　人材育成のために，すでに企画されている既存の研修の効果を活用しようと考えることがあります。出口は研修企画・運営者が保証しています。その前提は，受講者の状態がその研修の入口に達していることです。自前で研修を企画・運営することはとても大変ですから，活用できる研修を効果的・効率的に使うことは有用です。その際に，"〇〇研修では〇〇が学べるらしいよ"と，研修内容を見て参加を促しますが，このとき，研修の内容を効果的に受講するうえで必要なレディネスが何であるかを想定し，その準備を受講者に促すことが重要です。入口に達した状態で研修やセミナーを受けられるようにすることで，学習目的の達成度は飛躍的に高まります。

IDを使って変わったこと（3）：
学習者を分析し興味のある教材を用意

エミ師長：同じ研修でも，対象者や実施場所の状況で，用いる教材を変えるようになりました。

　今までは，パワーポイントを使って講義を行う，または，グループワークか演習を追加するという方法しか使っていませんでした。講義のときは，居眠りをする人が必ずいました。グループワークや演習だと，居眠りはないのですが興味をもたない人は消極的な態度でした。

　学習者の状況を分析した結果を活用したところ，得意なこと，苦手なことがわかり，グループ編成を途中で変更したり，受講者で1つの成果物をつくるなどの工夫ができるようになりました。それによって受講者は研修の間，興味を維持してくれるようになりました。

●───IDの技：ADDIEのD（development：開発）

　研修に必要な教材・資料を用意します。受講者の興味・関心を高め，学習をサポートするために必要なものを準備します。パワーポイントをそのまま印刷したハンドアウトは効果が少ないのです。

　教材は活用できる，使えるようなものにすると有用です。もしパワーポイントを使うのであれば，図や文字の一部を抜いて書き込めるようにするなど，ちょっとした工夫でも効果があがります。

●───人材育成の技：集合研修資料を部署内研修に活用

　研修を終えた受講者の学習を定着させ，さらに深めるきっかけを提供する方法として，研修教材を基に，部署内で研修内容を語ってもらうことがあります。そらで説明をすることは難しいですが，使った教材・資料を使って他者に話をすることで，研修の学びの定着が促進されます。管理者が受講者とともに研修を見学できれば，その内容を自ら現場にフィードバックできますが，必ずしもそれはかないません。しかしこの方法だと，教材をうまく活用して学習を深めることができます。

IDを使って変わったこと（4）：
動機づけで効果アップ

エミ師長：受講者の興味や関心を意識して研修企画をするようになりました。

　これまでは，看護研究の研修は昔から難しくて大変なものだし，やるべきことをするだけだわ！と思っていました。でも，IDで受講者の興味や関心の実態を踏まえて企画したところ，受講者が「看護研究の進め方」の研修を受けて，研究計画書が書けるようになったんです！"とか，"意味がわかって納得できました"と言っていて，大変だけと思っていた研修で，やりがいを感じられて驚きました。

● ── IDの技：動機づけ

　研修の受講前に，「あれ？おもしろそう，やりがいがありそう，やればできそうかも」と感じられ，研修終了後に「やってよかった！」と思えるように，研修の工夫をします。受講者にとっては自分の経験が価値判断の基準になっていますので，受講を検討する人たちをイメージし，その人たちの実践や経験に近い内容とすることで研修の価値を感じられるように，そして，実践可能であり実践できた達成感を保証できるような研修にすることが，学習効果と学習の継続性を強化します。

● ── 人材育成の技：臨床実践のなかで学習動機をつくる

　多くの学習機会があふれている今日ですが，それらを効果的に活用できていない状況があります。学習者自身が学ぶ気にならない限り，学習は成立しません。管理者が研修やセミナーの情報を提供しても，参加者が集まらない場合もあります。興味のない研修に参加しないことは，ある意味では正しい選択です。

　情報の提供の方法として，現場のスタッフが，興味や関心をもつ内容にすることが挙げられます。その職場の特性に関連づけた情報提供と，その学習内容が職場内の実践にどのように活用されるかという具体策を伝えるなどの手段によって，動機づけの強化が期待できます。

　エミ師長は，今まで「研修をすること，研修終了時によい評価をもらえること」が，研修企画の目的になっていたことに気づきました。研修を受講して，「実践のなかで何ができるようになるのかが目的であり研修のゴールであること」

を，決して外れてはいけないのです！

　IDは，設定した目標を確実に達成する計画を提供します。学習するからには必ず成果が得られるということは，学習者にとって安心感を与えます。また，管理者には，人材育成の計画立案の確実性を提供します。すなわち，看護管理上の達成可能性の高い戦略として有用です。

ID導入1年後のリフレクション

　エミ師長の施設では，院内研修のあり方を見直しました。見直しの視点は，「研修企画において，学習目標が可視化された行動として表わされていること」です。表わされていない場合は，教育・研修で扱う課題ではなかったり，問題解決につながらない（目標に到達できない）ことを学習しようとしたりしている可能性が高いのです（無駄な労力消費の可能性！）。

● エミ師長のリフレクション

　1年間の院内研修企画を終えたエミ師長は，看護部長に年間報告に行きました。

エミ師長：今年の研修企画はおもしろかったです。していることは去年と変わっていないのに，各病棟の様子がとてもよくわかるようになったんです。病棟ごとの違いがたくさんありました。業務スタイル，カンファレンススタイル，仕事のこだわり，チーム力……。

看護部長：なぜ，研修企画の過程で，それがわかったのかしら？

エミ師長：研修で学習効果を確実に得るためには，学んでもらう目的や内容を明確にすることは当然ですが，IDに基づく研修企画では，受講者のニーズや都合を考慮することが重視されています。それを実行するためには，病棟に出向いて現場の声を得ようと努力しますので，必然的に病棟の状況を知るチャンスが増えました。また，今年は自分の能力・技術の向上が実感として得られるように企画してきました。学習ニーズに応じた実践力を確実に習得できることで，師長さんに促されなくても，自分で研修への参加を申し込んでくるようになるのです。

看護部長：自分の学習を自律して計画しているということね。

エミ師長：以前は参加するスタッフにやる気がないと思っていましたが，実践力

向上に意味がない研修を企画してきた教育者側に問題があったのです。

看護部長：今年の研修参加率はどうでしたか？

エミ師長：昨年より参加率は10％増加しましたが，病棟格差があるのが気になっています。

看護部長：次年度はこの差を減らしていきましょう。この原因として気になったことはありませんか？

エミ師長："なんで？ どうしたらいいかな？ どうだった？"という会話をしながら業務をしている部署と，リーダーが的確にメンバーに指示を伝えている部署の違いがありました。

看護部長：職場の風土の違いが，看護師の学習姿勢に影響している可能性はあるわね。研修という教材を人材育成にどのようにいかすかは，師長さんの課題になるわね。

エミ師長：私は現場でできることを増やしたいと考えながら企画してきたので，病棟に行くと"この間の研修ではね，○○を経験したの"とか"今度の研修では○○が扱われるみたいだから，課題をもっていったら？"とスタッフに声をかけていました。

看護部長：現場の課題を，OJTと集合研修の連動性を活用した学習スタイルとして活用したのね。

エミ師長：個々のスタッフの課題やキャリアビジョンに応じた学習機会として研修を使うと，前向きに研修に参加して，あとで成果を報告に来ることもあります。

看護部長：師長さんには，個々のスタッフを育成するために研修機会を活用してもらいましょう。最近，研修に向かうスタッフの顔つきが変わったわね。学ぶことで自分が向上できるという成功体験を，研修で体感できたことが，学習への動機を喚起したのね。

エミ師長：1つの研修は1つの学習課題を達成させます。また，学び方を習得することで主体的な学習ができる人材を育成します。さらに，学習行動の満足感は学習意欲を喚起し，学びのスパイラルアップ構造をつくり出し，人材育成，学習する組織づくりを可能にすると思います。私，頑張ります！

Key Point

> これまで学んだIDを用いて院内研修と現場の学習を見直しました。
>
> ☐ 研修担当者は，看護師という専門家の人材育成に研修をとおしてかかわっていることや，技術や知識のみならず，生涯にわたる学習者を育成することに意味があると考えました。
>
> ☐ 看護管理において，人材育成は重要な手段です。院内研修の改善は最も効果が期待できるところだと思います。やるからには，学ぶ人も教える人も意味のある時間を共有したいと思います。そこで，「学ぶ意味・教える意味」をしっかりと考えてみることで，おのずと研修という手段に効果・効率・魅力が付加されます。
>
> ☐ IDは教授設計の1つの手法です。この活用で学ぶべき事柄は「学習者を中心にした教授設計の有用性」です。それを学べた教育者はどのような方法でもよりよい研修や学習の場をつくれるはずです。
>
> ☐ 本書では，教授方法を知る手段としてIDをエミ師長と経験してきました。看護部長との対話を通して得たエミ師長の気づきが，人材育成におけるIDの活用の意義を表しています。

ワークシート❽　研修の改善ポイント

これまで研修を企画したことのある人は，自身の研修を振り返って改善ポイントを見つけてみましょう。研修を効果的・効率的・魅力的なものにするために必要な内容です。

	効果的・効率的・魅力的な研修	実際の状況
1	研修の学習目標をすでに達成している人は受講者から外れている	
2	研修のニーズは企画者の予測ではなく，事実として確認されている	
3	研修受講者は受講前に研修内容を理解するために必要な知識や技術をもっている	
4	受講者全員の学習目標を達成するところまで研修企画に含まれている	
5	集合して行ったほうがよいものだけが集合研修として企画されている	
6	習得したい知識や技術が，その研修で習得できていることが確認されている	
7	研修の学びが臨床実践場面で活用されている	
8	研修目標は，組織の理念，部署の目標などを加味している	
9	受講者が眠くならないように工夫されている	

	効果的・効率的・魅力的な研修	実際の状況
10	研修の内容には，臨床実践の課題や事実が扱われている	
11	受講者自身が自分の学習進捗を感じられ，できている自分を自覚できるようになっている	
12	研修の学習目標を達成したことが自覚できて，自己満足を感じられる	
13	受講前の準備や研修中の積極的な参加によって，研修受講のお得感が増すことを感じ取れている	
14	受講者がすでに知っていること，実践できることを十分に使って新しい研修の学習課題に取り組むようになっている	
15	研修で学んだ知識や技術を研修内でさまざまな状況に応じて十分に練習している	
16	研修の最終評価がすべてクリアーできたら学習目標が達成される構造になっている	
17	集合研修の学習成果を繰り返し臨床実践に応用されることが研修企画に含まれている	
18	研修の内容／会場／講師などに対して「受けてよかった」という感想を得られている	

Part 6 IDを用いた人材育成

実践事例

事例 1

がん看護領域のエキスパートナースが熱い思いで企画した「疼痛コントロール」に関する研修

● この研修の必要性が検討された背景

　がん治療中の患者さんが、いつも入院する病棟とは違う病棟に入院されました。主訴は痛みであり、このコントロールを目的にした入院でした。エキスパートナース（がん性疼痛看護認定看護師）へのコンサルトもありましたが、思うような成果が出せませんでした。

　そこにかかわった房子さんから、教育委員会で「疼痛コントロール」の研修企画が提案されました。

　房子さんは熱くこの研修企画への期待、伝えたい内容を教育委員会で語っています。

> 房子：痛みをもつ人にもっと、もっと関心を皆が寄せないとダメなのよ！
> 疼痛をもつ対象のアセスメントができていないし、そもそも看護スタッフが問題意識をもっていないので、疼痛コントロールの必要性を伝えて、わかってもらわないといけないわ。

研修企画の内容

研修目標	事例を通して、対象の疼痛アセスメントができるようになる。
研修内容	疼痛コントロールに関する講義（認定看護師、資料パワーポイント） 事例紹介 グループワークで、事例アセスメントと看護計画立案（事例は参加者に持参してもらう） グループワークの成果発表 研修に対するアンケート
研修時間	2時間
評価方法	・グループワークに積極的に参加する。 ・個別の特性に応じた疼痛コントロールの看護計画をグループで立案できる。

エミ師長のアドバイス

　これまでがん患者さんに求められる疼痛コントロールができなかった原因はなんでしょうか？

　房子さんは，「関心が薄い‼」と病棟スタッフを表現しました。どのような事実からそう思ったのでしょうか。房子さんの専門的価値観による期待行動が判断の基準になっています。それに満たないのでやる気・知識不足との判断になった可能性があります。

　エキスパートナースやベテランナースになると，求められる成果を簡単にイメージできます。すると，それを実施するべきであるという判断も迅速である一方，その判断ができない他者へは，当然のことができないのは，やる気がないか，知識がないかが原因であると分析しがちです。

　今一度，期待行動ができなかった原因を（感情を抑えて冷静に）見極めます。Chapter3のニーズ分析を使ってみましょう（→p.30）。

もしかすると…
- 疼痛コントロールの価値を感じていなかっただけだったら，房子さんが経験事例を熱く語るだけで，知識習得は言われなくとも主体的に学習してくれるかも。
- 看護情報の伝達システムの効率が悪かったとすると，これを変えることでエキスパートナースとの連携が効果的に機能するようになるかも。
- するべきことの認識や基礎知識は十分ありました。しかし，実践の選択肢の量が少なく実践可能性が乏しくなっていたとすると，たくさんの事例を知るだけで行動できるようになるかも。

> **ポイント**
> ＊熱くなりすぎず，よい実践を強く思いつつ。研修はくれぐれも不足を押しつけることは避けましょう。

事例 2 「研修終了時に満足度の高い研修」＝「ニーズの高い研修」？

　新卒看護師の学習支援者として各部署に指導者を配置しています。その指導者育成を狙いとした研修を毎年行っています。例年，この研修を担当してきた山田師長が，教育委員会で企画を提案しました。

　「今年も昨年同様の企画内容で参加者募集をかけます」と説明しました。

研修企画の内容

研修目的	成人学習を理解し，職場環境での新人看護師の学習支援方法のポイントがわかる。
研修内容	成人学習の講義 OJTの講義と事例紹介 「成人学習の支援者として取るべき行動」グループワーク グループワーク成果の発表
研修時間	1日（7時間）
研修評価	成人学習の特徴を踏まえて指導者としての自分自身の行動を発表できる。

エミ師長：毎年この研修をしていて，新卒看護師の学習ってうまく進んでいるの？　この研修修了者は各病棟10名以上になっているはずだけど，今年も集合研修を同じ内容でやったほうがいいのかしら？

山田師長：この研修は，例年の終了時アンケートでは満足度が高いし，研修の達成度も高いです。だから継続するべきだと思います。

教育委員：確かに，研修は盛り上がるけど，現場に何か変化があったかといわれると……そういう視点で見てこなかったので明確に言えないし，研修をすることが作業になっていて，最終的に何を目指そうとしていたかがあいまいになっています。

山田師長：当初は，忙しくて新卒看護師に教える時間がない！　新卒看護師のモチベーションが維持できない！　部署ごとに学習進度に差がある！ってたくさんの課題に直面していました。なので，ここにかかわる指導者に日々の実践をうま

く活用して学習できるようにかかわって欲しい，そういう風に考えられるようにって始めた研修です。

◉ エミ師長のアドバイス

・成人学習やOJTの必要性の理解は深まっていますが，その具体的な行動のイメージがつかなくて改善が進んでいないかも……。
・新卒看護師の方に期待する学習行動が具体的に示されていないので，何がどう改善されたかの現状がつかめないかも……。
・指導者研修を受けた方は，新卒看護師が現場でどのような行動をするのを期待するかを目標にする必要がありそうね。指導者のかかわりによって，新卒看護師の学習が現状でどのように実践されるのかをもう一度見直してみましょう。
・今日うまくいった研修は，今日の受講者の条件に合わせて作ったものです。次年度もうまくいくとは限りません。常に分析を繰り返す必要があります。

> **ポイント**
> ＊研修終了時の満足度の高い研修は，同じ内容で継続される傾向があります。まずは一度立ち止まって，研修企画をするか？　しないか？　継続する理由はなにか？　を確認しましょう。（Chapter5も参照ください→p.49）

事例 3

看護倫理・看護理論などの「王道の研修」ってアンタッチャブル?

「看護倫理と看護理論の研修の講師を今年はどうする?」と,教育委員会で話題になりました。「2年前の研修は受講者がみんな眠っちゃってて,去年講師を変えたのよね。理論はグループワークもあって寝てなかったわ。看護倫理は内容がピンとこない感じだったわ」。

看護倫理と看護理論はクリニカルラダー1レベル相当の研修として位置づけられていました。
研修目標は
・臨床場面における看護倫理の必要性を理解する。
・臨床場面における看護理論の有用性を理解する。
となっていました。
例年の研修終了時アンケートでは,「研修内容を理解したか?」の問いに80%以上が理解したと答えていました。

チエ師長(今年から教育委員に就任):この研修をすると何かいいことあるんですか?
講師の内容が定まらないことや,受講生が寝ちゃうのもこの研修を受けて"何かが達成できる感"がないからなんじゃないかしら?
教育委員:定番の研修であり,さまざまな知識・技術のベースを作り上げるクリニカルラダー1相当の研修なので,すぐに成果につながるようにとは考えていなかったわ。

教育委員会では,専門職業人としてのスタートをきったナースに,今後の専門性を蓄積していく土台として必要な能力・知識・技術を確認しました。そのなかに看護倫理や看護理論の要素が含まれていることに気づきました。看護倫理と看護理論がすべての看護実践をつくり出す考え方であることを確認しました。

教育委員：看護倫理や看護理論を臨床の場面で学ぶことの意味を分析していったら，研修をする意味もはっきりしてきたし，何が不足していたのかが見えてきたわ！

私たちが，「臨床場面における看護倫理の必要性を理解する。／臨床場面における看護理論の有用性を理解する」の研修を受けたみたいだわ！

エミ師長：すべての実践のなかに看護倫理と看護理論がある。すなわち，看護倫理と看護理論を用いないと専門職者としての看護実践ができない。看護実践をしたいのなら，看護倫理と看護理論を使えるようにならないといけない！　このことがないままに，倫理と理論を知る研修をしていました。よい実践をすることが目的ではなく，倫理と理論を知ることが目的になっていたことが，効果がある魅力的な研修を困難にしていたのですね。

ラダーレベル1の実践としてありたい姿を示します。これと現状とのギャップに対して看護倫理と看護理論の活用で埋められる部分をこの研修の課題にしてよさそうね。

チエ師長：受講予定者の状況（学習者分析）から「臨床場面で体験した事例をよりよく改善する」「うまくいかなかった事例から改善策を見出す」ことを目的に看護倫理と看護理論を使うという内容はどうかしら？　現場で困ったことは全員がありそうだし，自分のことだから関心度も上がりそうよ。

> **ポイント**
>
> *やらねばならない，当然やるべき研修という呪縛に囚われやすい研修があります。もちろん組織ニーズ，専門職ニーズが濃く反映した研修である可能性があります。このニーズに応えることも大事です。
>
> ポイントは，このニーズを行動にうつすのは実践をする人であることを重視することです。実践に学習成果を反映できる構造に企画することで，研修を企画する側も参加する側もハッピーになれますね。

事例 4

いつ活用の機会があるかわからない人工呼吸器の管理の研修,必要なことはわかっていますが,やる気になれないです……

　クリニカルラダー1相当の人工呼吸器管理の研修を今年も担当することになりました。

　人工呼吸器の院内稼働状況は,部署に偏りがあります。年間通して全く使用のない部署が半数,月に1～2症例の部署が1/4,ほぼ毎日稼働している部署が1/4です。

　人工呼吸器の稼働の実際を見たことのない受講者は,研修前に,人工呼吸器を装着している患者の見学をすることにしています。実践の経過は次のとおりでした。

研修企画の内容

研修目的	人工呼吸器の基本操作ができる。
研修内容	人工呼吸器の機器構造説明
	シミュレータを用いた人工呼吸器操作訓練
	アラーム対応の説明と演習
研修時間	2時間
研修参加者	20名
研修評価	評価表に沿って手順のチェックをする。
	C:できない,B:助言をもらってできる,A:1人でできる
講師	臨床工学技士2名

●──── 評価の内容

- 回路を組み立てられる
- 換気モードを設定できる
- アラーム設定ができる
- アラーム発生時の対処ができる

●──── 研修の実際

　演習が7割の時間を占める研修では,全員が眠ることなく参加していました。

シミュレーションや演習に積極的に参加し，質問を多くしていたのは日常的に人工呼吸器を使用する部署の受講者でした。質問の内容は，実際に起きた問題や困った事象を基にした具体的な内容でした。

　一方，その他の受講者は聞く姿勢に終始しており，自ら進んで実践しようとはしませんでした。

● 研修終了時のスキルチェック

	評価		
	C	B	A
回路を組み立てられる	2	12	6
換気モードを設定できる	5	10	5
アラーム設定ができる	2	13	5
アラーム発生時の対処ができる	5	11	4

C：できない　B：助言をもらってできる　A：1人でできる　　　　（単位：人）

● アンケートのフリーコメント

- 今日できるようになっても，実際には使わないので忘れそう。
- 実際に見た患者さんの様子と今日のシミュレーションはだいぶイメージが違うので実施にはできないと思う。
- 初めて人工呼吸器を操作したのですが，いろいろな症例の対応を経験できれば，もう少し自信がつけられるかもしれない。
- たまに人工呼吸器をつけた患者さんがいますが，先輩が受けもつのでやれるようにはならないと思う。
- 同期（入職）なのに，すごく差がついちゃったなと思った。

教育委員：例年と比べ，内容と研修結果もほぼ同じだったので来年も同様にしていこうと思います。

エミ師長：この研修って，演習が中心だからとても"やった感"があるけど，気になることがいくつかあるの。

研修の評価でAが少なく，ほとんどがBよね，Cもあるということは，学習目標を達成できていないってことじゃない？

研修を受けて，他の同期者との差を感じるって，モチベーションを下げたりしないかしら。

教育委員：レベル1相当の研修対象者だけでなく，人工呼吸器の扱いは部署差が大きいので，しょうがないですよ……。

エミ師長：人工呼吸器の管理能力が必要とされるのであれば，具体的にどのような内容であるかを明らかにして，それを部署の特徴を加味した具体的な行動として示す必要があるのよ。

差があるから，しょうがないというのは，学習目標を達成しなくてもしょうがないって言ってることになるわ！

教育委員：実際に使わない病棟もあるわけですし……。

エミ師長：研修の成果は，ほぼ助言を必要とするレベルだし，研修生の意見からは学習の成果を実践にいかす期待は薄そうよね。

そもそも，自分の看護実践にいかせるような内容でないことを感じている意見が多いわ。

人工呼吸器の活用は日常の治療や緊急対応としての使用などさまざまよ。

部署ごとにこの違いが大きいのよ。取り扱えるレベルに違いがあることを加味していないことが問題よね。

日常の治療として扱えるレベル／マニュアルを見ながら治療に使えるレベル／緊急時に使えるレベルがあるわ。

このなかで，看護部として期待するものと受講者が求めるものをすり合わせていくことが必要ね。

教育委員：人工呼吸器の扱いのなかにも達成レベルの違いがあることなんて考えてなかったです。ICUのナースのレベルが当然だと思っていました。なので，研修の学習目標が達成されなくても当然と無意識に思っていました。

エミ師長：ICUナースのようになれれば最高ね。でもレベル1相当の対象者にもっていてほしい能力，レベル1であっても知らないと業務上支障をきたす可能性のある人工呼吸器管理に目標をおくことで，誰もが自分事として課題を認識するはずね。

教育委員：いろいろ検討してみました。

人工呼吸器管理では安全に管理できることを重要課題と考えました。いくつかの絶対守りたい項目を認識できるようにして，具体的な手技はマニュアルを必ず確認することをルールとした内容に変更します。使わない手技を記憶し続けることは無理です。しかし，突然起こる緊急時対応という意義を共有するなかで，人工呼吸器を絶対に守らなくてはいけない項目を思い起こして対応できることがレベル1相当の対象者に期待したい能力です。

エミ師長：マニュアルを見てできればいいレベルと，何があっても守らなければならない項目を確実に認知してもらうレベルがあったということね。

> **ポイント**
> ＊看護技術１つを取り上げても，実践のレベルはさまざまです。個人の経験の差，実践場面の状況の違いは学習効果に大きく影響します。これは，個人の責任ではどうにもできることではありません。これを無視してしまうと，研修自体の効果があがらないばかりか，参加者のモチベーションを下げてしまいます。
>
> 必要があるから学ぶのです。その必要性を的確に見極めることがコツですね。

| 事例 5 | いろいろな研修をやっているけれど，現場の実践が改善された感じがしないのはなぜ？ |

　昨年度もたくさんの研修を企画・運営してきました。企画書と評価表の山を見ると，がんばった感があります。

エミ師長：研修企画では，目標となるありたい姿をゴールにしてきたわけですが，本当にありたい姿になった（なっている）のかなと，ふと思いました。

教育委員：そうね，研修終了時はできる／できないを明確にして，できない部分を新たな学習課題として必ずできるところに達成してきたはずよね。だから，ありたい姿になったし，今もなっているはずなのに，なぜでしょう。確かに，実感が今一つかも……。

エミ師長：一昨年に研修受講したスタッフに，去年の受講者のOJTを依頼したら，「もう覚えていないからできません」というのよ。

教育委員会では，集合研修で達成する学習課題を中心に扱ってきたのよね（学習コンテクストの目標），最終的には臨床現場のなかで実践していけるように（パフォーマンスコンテクストの目標），部署ごとに学習支援をしてもらっていたけど，この部分は部署の間に差があったかもしれないわ。

太郎師長：私の病棟では，集合研修があると，その内容をカンファレンスで伝達します。すると，病棟内で行っていた手順と違っていたり，研修内容を日常業務に取り入れると改善が図れることがあるので，受講者だけでなく，病棟スタッフ全員で活用するようにしています。

もちろん，新人看護師が受講者だった場合は，そもそもその実践を現場で行うことにも支援をしています。

エミ師長：集合研修として，学習コンテクストのなかで考えてきたことに間違いはないと思うの。でも，院内研修では実践力の向上を期待しているし，私たち看護師は常によりよい実践をしていくことが必要なのよ。とすると，現場のなかで学びを臨床実践に反映できるような取り組みが必要ね。太郎師長の病棟では，病棟自体が常に学び続けているし，だから新人看護師が新たな実践をしようとしたときに，周囲のサポートが受けやすいわよね。

太郎師長：実践機会があると，自然に新人看護師さんを呼び込んでいます。また，研修で学んだ内容だと実践でうまく適用できないという意見がカンファレンスで出ます。なので，研修の原則を守りつつ，病棟のシステムに応用することもあります。もちろん，新人看護師さんもこのカンファレンスに参加しますから，学んだことが病棟でどうやって実践できるのかをイメージしていると思います。

教育委員：太郎師長の病棟では，どうやってこのようなシステムができ上がったのですか？

太郎師長：病棟の目標を「常に最新の知識と技術を取り入れ，患者サービスの向上と医療者の成長を目指します」と掲げています。前は，特に意識していなかったのですが，この言葉を具体的な行動にして，年度目標をつくってきたなかで，研修の成果を病棟の看護実践にいかすことがここ数年の課題でした。その過程で，今のシステムが根づいてきたと思います。

エミ師長：やはり，よりよい看護サービスを実践するために，また専門職看護師としての成長という人材育成の視点のなかで，研修を活用しているのですね。個々の看護師がこの考え方を身につけると，常に自らの実践を改善させる姿勢が定着していくわね。

> **ポイント**
> *学習成果を継続させることはとても重要なことです。種をまいてもその成長を支援する仕組みがないと，芽吹くことができないし，実をつけるには至りません。
> 日差しの強いところ（部署）と風の強いところ（部署），若者が多いところ（部署）と熟練者が多いところ（部署）それぞれに，芽吹き，実をつけるために仕組みを考慮する必要があります。
> パフォーマンスコンテクストの分析で，学習支援の条件をみてきましたが，その支援のなかで継続性の条件をみてみる必要もありますね。
> 研修は人材育成のなかの一手段ですから，研修企画だけですべてを解決するものではありません。よりよい研修成果が人材育成に活用される仕組みは重要です。

事例 6 ステップアップを目指した創傷管理の研修のはずが……いつもイチからスタート？

● クリニカルラダーレベル2相当の研修

　皮膚の生理的機能，皮膚機能の障害要因と対処に関する知識と技術をもっている人を対象にする創傷管理の研修です。研修受講の前提のレディネスとして保清ケア研修，褥瘡予防研修の学習目標に示す知識と技術を習得していることとなっています。

　今年も創傷に関する研修を継続したいとスキンケア委員会の委員から提案がありました。去年の実施状況を参考に検討します。

研修企画の内容

研修目標	創傷の病態のアセスメントにより看護計画を立案できる。
研修内容	創傷についての講義
	創傷別の対処方法についての講義
	事例のアセスメント：演習
	アセスメントの正解例の説明
	アセスメントの振り返り
	研修受講後の感想の発表

講義内容の詳細

▶創傷についての講義
- 「創傷」とは何か
- 創傷の種類の説明
  切創／割創／刺創／挫創／裂創／杙創／剥皮創
- 創傷の病態の説明
  創傷の成り立ちから治癒課程

▶創傷別の対処方法についての講義
- 切創／割創／刺創／挫創／裂創／杙創／剥皮創ごとの主な治療法

事例のアセスメント：演習
▶屋外の事故で受傷した下肢挫創の事例
▶講義内容を参考にグループワークを行い，看護計画を立案

アセスメントの正解例の説明

▶創傷と対処方法の講義内容を基に創傷の種類の判断，判断に基づく対応の思考過程を説明する。

アセスメントの振り返り
▶アセスメントの正解例と自分のアセスメントと看護計画の違いを対比させ，その違いが起きた理由を明らかにして，正しいアセスメントを理解する。

◉──研修受講後の感想

▶受講者が，創傷の種類の特性を基に創傷を判断する必要性について感想を述べることを確認する。
▶創傷ごとの特性を理解する必要性について感想を述べることを確認する。

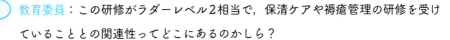

教育委員：この研修がラダーレベル2相当で，保清ケアや褥瘡管理の研修を受けていることとの関連性ってどこにあるのかしら？

スキンケア委員：創傷の対応をアセスメントするには，一般的な保清や褥瘡に関する知識や技術があって当たり前です。

教育委員：基本的知識を応用するレベルにあるということはわかりました。「皮膚の生理的機能，皮膚機能の障害要因と対処」という基本知識と技術を創傷管理を知るうえでどのように関連づけられているかを知りたいのです。

エミ師長：レベル1とレベル2が積み重ねの研修という構造ですが，何が積み重なっているのかがよくわかりませんね。
「皮膚の生理的機能，皮膚機能の障害要因と対処」をレベル1では健常者や褥瘡という限定した病状を介して学びました。
レベル2ではさらに受傷状況の違いから，「皮膚の生理的機能，皮膚機能の障害要因と対処」の違いや応用を学ぶのですよね。
ということは，講義内容が「皮膚の生理的機能，皮膚機能の障害要因と対処」を基盤に置き，複数の創傷の説明と対処を展開していく必要があるということを言いたいのね。

教育委員：そうです。講義内容が知識や技術の基本から始まっていて，皮膚を生理的機能やその障害要因といった視点でアセスメントすることを学んできたことが，いかされていないように思うのです。

スキンケア委員：確かに，「皮膚の生理的機能，皮膚機能の障害要因と対処」の視点で創傷を理解してもらえるようにとは考えていませんでした。知っていて当たり前と思っていたので，当然，保清ケアと褥瘡管理の研修の学習課題は習得していることは前提条件でした。
創傷のケアと保清や褥瘡管理時の視点は基本的には同じです。

学んできたことをいかしてさらに複雑なケアにつなげられるようにしてこそステップアップですね。

エミ師長：前提条件とは，その知識を用いて，次の学びをするということですから，活用しないといけませんね。というか，これがあるから研修はステップアップ構造としてレベル別に表現されるわけですね。もし関係ないのであれば，別々の学びということですね。ちゃんと学習課題分析をすると，双方に必要とされる課題として出てくるのでわかりますね。

スキンケア委員：「皮膚の生理的機能，皮膚機能の障害要因と対処」を基に，創傷の特性を加えることで，その対処がアセスメントできるように講義内容を考えます。そうなると，看護計画もきっと個別性に対応できる内容が期待できますね。

> **ポイント**
> ＊研修のなかには難易度別に企画をするもの，研修の分量をコントロールするために複数回に分けて企画するものなどがあります。前者はステップアップの学習で，後者はシリーズの学習ですね。ステップアップするには何の上に何が乗せられるかを明らかにすることで，効果性・効率性が高まります。

● 研修がうまくいく!! 20のリフレクション

全部を変えるのは無理！でもちょっと変えてみるだけで，とてもいい研修になるはず！

	現在の取り組みのリフレクション	こんな工夫の仕方もあります
1	毎年やっているから，今年も企画することにしていませんか？	なぜ今年もするのかを説明をしてみます。説明できない場合は，今年は一旦休講してみてもよいかもしれません。 同じ課題でも，受講する人や条件が変わっていることを考慮してみると，方法が違っているはずですね。もっと効率よく，楽しくと考えると昨年とは違った内容になります。
2	現場のスタッフはその研修を必要だと思っていますか？	"看護師なのだから当然するべき！"は研修では無効です。現場の必要性に応じているかを確認します。必要性に気づいていなければ気づいてもらうようにします。
3	研修で習得するスキルは組織内で実践機会はありますか？	使う機会がないスキルを学ぶ気にはなりません。使うときが来たら学ぶようにすると効果的です。
4	研修開始前に受講生が研修を受けて何ができるようになるのかがわかるようになっていますか？	自分にとって意味があると感じていない研修は効果がありません。意味がわからないままに研修に参加していること自体が「やらせられている研修」を意味します。研修を受講して，できるようになった自分をイメージしながら参加してもらえれば成果は大きくなります。
5	研修で何がクリアできればよいのかが提示されていますか？	受講して目標を達成するために，実際に何と何をすればよいのかがわかると，研修を能動的・積極的に受講できます。
6	研修の達成度を受講者-研修企画者双方が共有できるようになっていますか？	受講の達成度を受講者-企画者が共有できるということは，評価に客観性があるといえます。できない部分が残った場合にその課題達成の手だてを考案することが可能になります。
7	研修の達成度評価は受講生が納得できる方法で測定されていますか？	評価の正当性は学習の動機づけに非常に大きな影響を与えます。何が，どのような状況で，どの程度できたかを客観的に測定できる評価にします。
8	研修終了時の評価表を完了することで，研修の目標が達成されていますか？	評価表の項目は，目標達成のための具体的項目であり，必要項目ではありません。目標が，達成されていることを十分にカバーする項目で構成するようにします。
9	研修のタイムスケジュールが明確になっていますか？	さまざまな課題に自己コントロール感をもち，主体的な受講を期待し，タイムスケジュールを研修会場全員で共有しておきます。

実践事例

	現在の取り組みのリフレクション	こんな工夫の仕方もあります
10	受講生が研修の部分ごとの課題，作業，ゴールをわかるようになっていますか？	研修の自己コントロール感を高め，研修の進行，課題達成を楽しめるよう，研修中の個々の課題や作業を開始前に提示しておきます。
11	興味，関心が維持できる工夫がされていますか？	情報を受け続ける集中力の持続は15分程度です。受講者の体，心を動かす工夫を要所にちりばめます。魅力ある研修ほど多くの工夫があります。
12	臨床実践の状況につなげる作業が含まれていますか？	臨床家の研修の成果である実践場面での活用度を高めるには，研修の学びの1つひとつを臨床実践につなげることが有用です。
13	知っていること，できることを繰り返していませんか？	効果的かつ楽しく学びためには，復習ばかりでは学びの楽しさは半減します。新たな学びの習得が少なくなりますから，記憶や経験を呼び起こす程度にします。
14	知っていること，できることと関連づける方法がとられていますか？	新しい学びは，過去の経験と知識・技術と結びついて習得されます。新しい課題にトライするときは，既存の知識や技術に関連づけて学べるようにします。
15	間違いや失敗が学習の材料になる研修進行が企画されていますか？	効果的な経験学習の材料は，間違いや失敗の体験です。効果的に失敗し，そこからの能動的な学習を支援する方法を取り入れます。
16	間違いや失敗を心配しない練習環境がありますか？	効果的な学習材料となる間違いや失敗をどんどんできるように，間違っても失敗しても怖くない，心配ない，安心して行動できる環境を用意します。
17	研修内容は目標達成を必ず約束できますか？	評価項目にある内容が研修内容にすべて含まれるようにします。
18	研修計画のとおりに実施できていますか？	研修計画どおりに行うことが最も成果の上がる方法なので，計画どおりに進行できるようにします。アドリブはほどほどにします。
19	集合研修の学びが実践でいかせるような工夫がされていますか？	集合研修終了時の成果が実践活用の始まりになるように，臨床場面との研修企画の共有が有効です。
20	研修受講を通して学習課題への取り組みとともに，学び方を知る機会になっていますか？	「何を学んだか，習得したか」とともに，「どのように学んだか」の振り返りをすると，学び方の学習を支援できます。

索引

数字・欧文

9教授事象, ガニェの　86
ADDIEモデル　14
ARCSモデル　51,84,91,115
ID　2,13
ID第一原理　23
Off-JT　69
OJT　124
P-MARGE　114
PR方法　112

和文

あ

アンケート　53
　──評価　99
意図的な学習支援　21

い

今の姿　34
入口評価　74
インストラクショナルデザイン　2,10,**13**
インストラクション　20,100
インタビュー　53
院内研修　12
院内メール　113

う

運動技能　22
　──の課題　46

え

エキスパートナース　138
演習　129

お

応用　23
オーダーメイド　94

か

開発　16
開発, 教材の　90
下位要素, パフォーマンス目標の　64
回覧文書　113
学習意欲　126
学習環境　26
学習機会　124,130
学習基礎力　50
学習行動　119
学習コンテクスト分析　52,53
学習支援　13,14
学習者内の変化や成長　100
学習者の行動　23
学習者の状況　49
学習者分析　50,53
学習スタイル　51
学習成果の5分類　22,44
学習成果分類　42
学習態度　84
学習デザイン　13,120,124
学習動機　51
学習ニーズ　32
学習ニーズの把握　35
学習の転用　87
学習への方向づけ　26
学習へのレディネス　26
学習方法　121
学習目標　27,91
学習要求　116
活性化　23
ガニェ　22,44,86
ガニェの9教授事象　86
看護過程との共通点　16
看護技術　69
看護教育　22
看護サービス　126
看護実践　69
看護理論の研修　142
看護倫理の研修　142
関連資料の提示　113

記憶の想起　87
ギャップ　32
キャロル　23
教育課題の明確化　127
教育計画　60
教育工学　21
教育内容　27
教育のゴール　42
教材　90
教授事象　91
教授設計　13

グループワーク　129

け

経験学習　27,87,122
経験学習モデル，コルブの　122
経験の重要性　26
形成的評価　45,100,101
ケラー　84
言語情報　22
──の課題　45
研修改善　110
研修企画　82
──の前提　50
──の評価　98
研修計画　60
研修終了時の評価　74
研修受講経験　111
研修受講の資格　76
研修のPR方法　112
研修の設計　83
研修前の評価　74
研修目標達成度　76
現状分析　127

講義　129
向上意欲　126
肯定的な結果　116
公平さ　116
ゴール分析　41
個人能力　127
コルブ　122
コンテクスト分析　51
コントロールの個人化　116
コンピテンシー　120

最終目標　91
参加したくなる研修　111

時間モデル，キャロルの　23
自己概念と学習への動機づけ　26
事前学習会　113
事前資料　113
自然な結果　116
親しみやすさ　116
実施　16,98
指導者育成　140
集合研修資料　129
状況学習　26
情報収集　53
自律した学習者　119
人工呼吸器の管理の研修　86
人材育成　10,119
新人看護師　140

スタッフの成長　119
ステップアップ　150
スモールステップ　86

成功の機会　116
成人学習　26
成長，学習者内の　100
設計　15
折衷主義　14,26
選択，教材の　90
前提要件　75
前提要素，パフォーマンス目標の　64
専門職者育成　119
専門能力　120

総括評価　100,101
組織　126
──の成果　119
──マネジメント　118
──ミッション遂行　119

態度　22
態度の課題　46
探求心の喚起　116

知覚的喚起　116
知的技能　22,75

ディック＆ケリーのIDモデル　7,100
データ収集　102
出口評価　74

動機づけ　18,27,84,87,111,116,124,130
動機との一致　116
統合　23

ニーズ　32
ニーズ分析　30
人間の行動を表わす表現　42
認知的方略　22
認知的方略の課題　47
ノールズ　114

パフォーマンス　22
パフォーマンス・コンサルティング　12
パフォーマンスコンテクスト　69
パフォーマンスコンテクスト分析　52,54
パフォーマンス目標　60,**62**
パワーポイント　129
ハンドアウト　129

ひ

評価・実施　16
評価基準　128
　──の作成　73
　──の設定による効果　78
評価のための情報収集　98
評価のプロセス　102
評価方法　27
評価要素，パフォーマンス目標の　64

物理的・社会的状況　53
分析　15,53
分析の過程　73

変化，学習者内の　100
変化性　116
ポスター　113

学び方　117
学び方を学ぶ　119
学ぶ環境づくり　117
ミッション　126

メーガーの3つの質問　27,110
メリル　23

目的，インストラクションの　21
目的指向性　116
モチベーション　99,128
問題　23
問題解決　126
問題解決過程　16

やり甲斐　99

理想の姿　33
リソース　17
リフレクション　131,153
例示　23